Marco Antonio F. da Costa
Maria de Fátima Barrozo da Costa

SEGURANÇA QUÍMICA

DosAutores

2019

C874b
Segurança Química – 2. Edição / Marco Antonio F. da Costa e Maria de Fátima Barrozo da Costa. – Rio de Janeiro: DosAutores, 2019.

ISBN: 9781797064925

1.Prevenção Química. 2.Educação Profissional em Saúde. Biossegurança

Capa: Marco Costa e Fátima Costa

Publicação independente pela Amazon – USA

Sobre os Autores

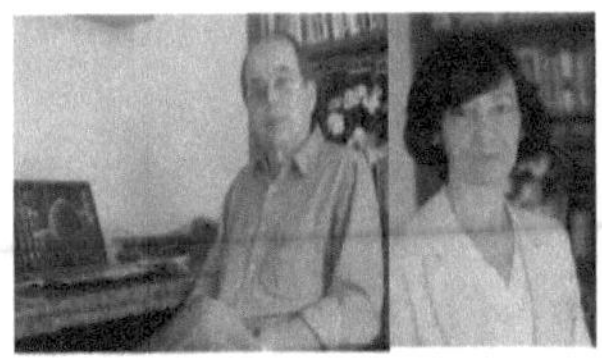

Marco Antonio F. da Costa

Engenheiro Químico (UERJ), ex-bolsista de pós-graduação da Fundação Alfried Krupp (Alemanha/CNPq) em qualidade e segurança no trabalho em laboratórios. Estágios de aperfeiçoamento no Institut Mérieux (Lyon/França), Paul Erlich Institute (Frankfurt/ Alemanha), Giessen Universitat (Giessen/Alemanha) e FDA (USA). Mestre em Educação (UNESA), Mestre em Psicopedagogia (Univ. de La Habana/Cuba). Doutor em Ciências (IOC/FIOCRUZ). Professor e Pesquisador da Escola Politécnica de Saúde Joaquim Venâncio / FIOCRUZ. Docente-Orientador no Programa de Pós-Graduação em Ensino em Biociências e Saúde do IOC/FIOCRUZ. Autor de livros e artigos sobre biossegurança e metodologia da pesquisa.

Email: marco.costa@fiocruz.br
https://www.facebook.com/Biosseguran%C3%A7a-132695280180099/

Maria de Fátima Barrozo da Costa

Engenheira Química (UERJ), ex-bolsista de pós-graduação da Fundação Alfried Krupp (Alemanha / CNPq) em controle de qualidade e da JICA / Japão, em avaliação ambiental. Mestre em Gestão Ambiental (UNESA). Doutora em Saúde Pública (ENSP). Pesquisadora da Escola Nacional de Saúde Pública Sérgio Arouca (CESTEH-FIOCRUZ). Autora de livros e artigos sobre biossegurança, monitoramento biológico e ambiental e metodologia da pesquisa.

Email: mafa@ensp.fiocruz.br

Apresentação da 1. Edição

Este livro, produzido com recursos do projeto CNPq / PAPES V, intitulado "Construção do Conhecimento em Biossegurança: a questão dos materiais didáticos em cursos técnicos da área de saúde no Rio de Janeiro" visa promover a divulgação científica e contribuir para a educação em segurança química, campo que atualmente se reveste de grande interesse estratégico, haja vista a quantidade de agentes químicos utilizados em indústrias, centros de pesquisa, instituições de ensino, hospitais, clínicas, hemocentros, laboratórios de saúde pública, consultórios odontológicos, serviços veterinários, entre outros, e pelo fato da segurança química não estar adequadamente estruturada nos currículos de cursos dessas áreas, o que pode estar gerando uma inadequada formação de profissionais de nível técnico e superior que atuam nesses ambientes.

Um fator importante que contribuiu muito para a nossa motivação em escrever sobre esta temática, foi à demanda que tivemos, ao entrevistar profissionais de saúde, estudantes de cursos técnicos da área de saúde e também professores. Praticamente todos, citaram a segurança química, como uma lacuna nos livros didáticos usados nos processos de ensino em saúde.

Às grandes questões que envolvem a segurança química foram abordadas, de modo a não entrar em teorias químicas, o que torna o livro acessível a todos os profissionais e estudantes dos mais diversos níveis. É importante frisar, também, de que no tratamento de um tema desta natureza é inevitável que tenhamos de nos orientar, em grande parte, pela nossa experiência, pelas percepções extraídas das nossas "andanças" pelo Brasil, realizando cursos de biossegurança em universidades, hospitais, laboratórios de saúde pública, entre outros.

Mas, por mais longa e diversificada que seja essa experiência, ela será sempre limitada ao nosso universo, daí não termos a pretensão de estarmos sempre certos, e muito menos, de sermos completamente abrangentes. Acreditamos, no entanto, que vários aspectos apresentados neste livro, permitirão ao leitor já inserido no mercado de trabalho, uma relação com às suas próprias experiências. Já o leitor estudante, encontrará um conjunto de sugestões e recomendações, que o ajudarão a enfrentar com realismo o seu desenvolvimento intelectual e profissional.

Verão de 2011, os autores.

Apresentação da 2. Edição

Como as informações sobre a segurança química chegam a população? Geralmente via sites oficiais do governo, instituições públicas e privadas ligadas ao tema, universidades, reportagens jornalísticas e ONGs. A produção de material didático sobre os perigos das substâncias químicas ainda é tímida.

Nessa linha, apresentamos a segunda edição impressa do livro Segurança Química.

A primeira edição foi produzida com recursos de projeto CNPq / PAPES-FIOCRUZ, e foi totalmente doada a bibliotecas de escolas técnicas, universidades e instituições de pesquisa, com o intuito de popularizar a segurança química.

Com o fim do projeto e inúmeras solicitações para a publicação de uma segunda edição, resolvemos atender essa demanda, atualizando e ampliando a edição anterior.

Enfim, considerando-se o universo de agentes envolvidos nas questões relativas a produtos químicos, torna-se imprescindível a articulação, a coordenação e a cooperação entre instituições, para a otimização de esforços e recursos disponíveis para a implementação de processos educativos e de gestão da segurança química, e nessa linha os processos de ensino praticados nessa área devem ser pedagogicamente estruturados, assim como a realização de pesquisas sobre essa temática.

Verão de 2019, os autores.

Agradecimentos,

Ao CNPq, a FIOCRUZ, a EPSJV, pelo apoio e incentivo, e aos professores e alunos, que apoiaram e contribuíram com sugestões para o aperfeiçoamento deste livro.

Os autores.

Sumário

PARTE 1

**DEFINIÇÕES IMPORTANTES
(COSTA E COSTA, 2019)**

Acidente

Acidente, palavra de origem latina – *accidens (acaso)* é qualquer fato que interrompe o andamento normal de uma ação ou acontecimento, causado por fatores que podem ser de origem humana, social, ambiental, e instrumental, entre outras, e que provoca dano pessoal, material, ou ambos. Quando não provoca danos recebe o nome de Incidente.

Esta definição tem embutido dois pensamentos chave que merecem consideração. Primeiro, os acidentes não ocorrem por casualidade, mas sim, são causados. A causa desses fatos geradores de acidentes deve ser analisada em um contexto multicausal, e não especificamente e apenas, se atribuir a falhas humanas, ou seja, os chamados atos inseguros, definidos como violações de procedimentos seguros.

Em termos legais, de acordo com a Lei Nº 8213 de 1991 e no Decreto Nº 3.048 de 1999, ambos do Ministério da Previdência e Assistência Social (MPAS):

> Acidente do trabalho é todo aquele que ocorre pelo exercício do trabalho, a serviço da empresa ou pelo exercício do trabalho dos segurados especiais, provocando lesão corporal ou perturbação funcional que cause a morte ou a perda ou redução, permanente ou temporária, da capacidade para o trabalho.

Para fins previdenciários, também são considerados acidentes do trabalho, a doença profissional, entendida como aquela produzida ou desencadeada pelo exercício do trabalho, peculiar a determinada atividade, e constante da relação do MPAS, e a doença do trabalho, entendida como aquela adquirida ou desencadeada em função de condições especiais em que o trabalho é executado.

Acidente do Trabalho, também é aquele ocorrido no percurso da residência para o local de trabalho ou deste para aquele. Do ponto de vista prevencionista, considera-se acidente do trabalho, qualquer ocorrência não programada, como lesão ou qualquer outro dano ao trabalhador, assim como também, qualquer dano que interfira no processo produtivo (equipamentos, instalações, etc).

Biossegurança

São ações que visam propiciar um ambiente de trabalho seguro e adequado ao trabalhador, pacientes (ambientes da saúde e veterinários) e meio ambiente, de modo que os riscos sejam minimizados e controlados, e em alguns casos, eliminados. A biossegurança no Brasil possui duas vertentes, ou seja, a Legal, que trata das questões envolvendo a manipulação e comercialização de Organismos Geneticamente Modificados (OGM) e seus derivados, e pesquisas com células-tronco embrionárias, e que tem uma lei, a de Nº 11.105, chamada Lei de Biossegurança, e sancionada pelo governo brasileiro em 24 de março de 2005, e a Praticada, aquela desenvolvida em laboratórios, e principalmente nas instituições de saúde, e que envolve os riscos por agentes químicos, físicos, biológicos, ergonômicos e psicossociais, presentes nesses ambientes, que se encontra no contexto da segurança ocupacional. Impactos ambientais, que não envolvam OGM, gerados por ações humanas, também são tratados à luz dessa biossegurança (COSTA e COSTA, 2019; COSTA e COSTA, 2009; VALLE e BARREIRA, 2007; COSTA, 2000).

Concentração Letal - CL_{50}

É a concentração atmosférica de uma substância química que provoca a morte de 50% de um grupo de animais expostos, em um tempo definido.

Dose letal - DL_{50}

Dose que irá matar 50% dos animais em experimentação por via oral ou cutânea (mg do produto / Kg do indivíduo). Quanto menor o valor de DL_{50} mais tóxica é a substância. Alguns exemplos: Etanol (7000); DDT (100); Dioxina (0,01)

Efeito Estufa

Efeito estufa é o nome dado à retenção de calor na Terra causada pela concentração de gases de diversos tipos. A intensificação desse fenômeno ocorre com a emissão de alguns poluentes e é responsável pelo aumento da temperatura média do planeta, o que pode causar sérios problemas ambientais. Os gases estufa (que impedem a dispersão dos raios solares) de maior concentração na Terra são o dióxido de carbono (CO_2), o metano (CH_4), o óxido nitroso (N_2O) e compostos de clorofluorcarbono (CFC). A maioria deles é proveniente da queima de combustíveis fósseis (carvão, petróleo e derivados), florestas e pastagens escoamento de águas, entre outros.

Efeito tóxico agudo

É o que ocorre rapidamente, após uma única administração, ou múltipla, em 24 horas, de um agente químico.

Efeito tóxico crônico

É o que ocorre de exposições prolongadas, a baixas doses do agente químico. Os efeitos tornam-se visíveis em dias, meses ou mesmo anos após a exposição.

Freon

É uma marca comercial da Dupont. Substância química utilizada em sistemas de refrigeração automotivos e residenciais. É um dos agentes responsáveis pela destruição da camada de ozônio. Na década de 1980 descobriu-se que o Freon e todos os gases do tipo CFC (clorofluorcarbono) são danosos à camada de ozônio. O erro foi acreditar que os CFC's eram estáveis. Eles eram estáveis na troposfera, porém, na estratosfera ele torna-se instável, devido ao cloro ser sensivel aos raios ultravioletas, decompondo-se e reagindo com às moléculas de ozônio. A família dos CFC's tem atualmente como principais produtos:

- CFC-11 utilizado na fabricação de espumas de poliestireno.
- CFC-12 utilizado em refrigeração.
- CFC-13 utilizado na limpeza de componentes eletrônicos.

Essas questões ambientais levaram as indústrias a substituir o freon 12 (CFC-12) por produtos menos prejudiciais. Recentemente o Brasil optou pelo uso do HFC 134 (hidrofluorcarbono), que no caso de vazamento, pode poluir o ambiente, mas não destrói a camada de ozônio, e não é inflamável, porém esta ainda não é a alternativa ideal, já que é um gás de efeito estufa. Outras substâncias, como os hidrocabornetos – HCs, a amônia e o próprio dióxido de carbono – CO_2 - em pequenas quantidades, sem efeitos significativos para o clima e a camada de ozônio, estão sendo usados em escala ainda pequena.

Ainda hoje, o CFC-12 está presente de forma reciclada em eletrodomésticos antigos, com mais de dez anos de fabricação.

Laboratório

A palavra laboratório tem origem em *labor* = trabalho, e *oratório* = local de orações. Do ponto de vista gerencial, entendemos um laboratório como um sistema, onde as situações de riscos e as possibilidades de acidentes dependem da interrelação de alguns componentes que podem ser considerados "funções vitais" de uma instituição Costa e Costa (2019).

Componentes Vitais de uma Instituição

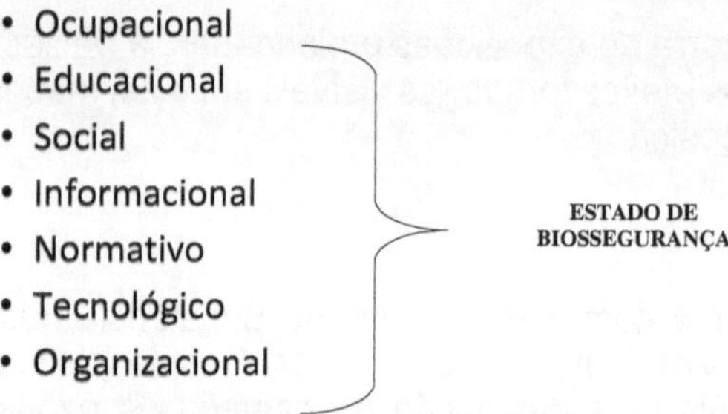

- Componente Ocupacional - determinado pelas condições de segurança do espaço laboratorial como a iluminação, ventilação, instalações elétricas, hidráulicas e ruído; manuseio, armazenagem e descarte adequados de substâncias químicas e materiais biológicos e os fatores ergonômicos presentes no ambiente.

- Componente Educacional - determinado pela política de valorização dos recursos humanos, e, consequentemente, a agregação de valores éticos, filosóficos e técnicos aos trabalhadores, o que gera um perfil de qualificação compatível com as novas exigências do mundo do trabalho.

- Componente Social - determinado pelas ações voltadas para a otimização e humanização dos processos de trabalho, e, nesse sentido, a implantação de programas de qualidade de vida têm se revelado um excelente mecanismo.

- Componente Informacional - determinado pelo processo de comunicação em prática na instituição, tanto a nível interno, como trabalhador-trabalhador, chefia-trabalhador e trabalhador-chefia,

12

como a nível externo, ou seja, relações com sindicatos, entidades de classes, poder público e a mídia.

- Componente Normativo - determinado pelo conjunto de ações reguladoras internas e externas, necessárias para o desenvolvimento das atividades laboratoriais.
- Componente Organizacional - determinado pela cultura e pelo clima organizacional da instituição.

    - Componente Tecnológico - determinado pelas tecnologias em prática na instituição.

Limiar de Cheiro ou de Odor (Odor Threshold)

É a concentração mínima de uma substância para a qual a maioria das pessoas pode detectar e identificar o cheiro característico da substância.

Limite de Detecção

É a menor concentração que permite a detecção por métodos analíticos confiáveis. Também chamado de sensibilidade analítica.

Limite Inferior de Explosão

É a menor concentração de uma substância que pode se inflamar, na presença de uma fonte de ignição (chama, faísca, etc.). É expressa como percentual do vapor ou gás no ar por volume.

Limite Superior de Explosão

É a maior concentração de uma substância, que se inflamará ou explodirá na presença de uma fonte de ignição (chama, faísca, etc.). É expressa em percentual de vapor ou gás no ar. por volume.

Limite de Tolerância (NR-15)

A concentração ou intensidade máxima ou mínima, relacionada com a natureza e o tempo de exposição ao agente, que não causará dano à saúde do trabalhador, durante sua vida laboral.

Líquidos / Sólidos Pirofóricos (ABIQUIN, 2005)

São líquidos ou sólidos, que mesmo em pequenas quantidades, tem propensão à ignição, em até cinco minutos, após entrar em contato com o ar.

LOAEL (Lowest Observed Adverse Effect Level)

É o menor nível onde se observa efeito adverso, ou seja, é a menor dose observada de uma substância, que produz um efeito adverso.

Não Conformidade

É o não cumprimento de um requisito especificado.

NOAEL (No Observed Adverse Effect Level)

É o nível sem efeito adverso observado, ou seja, é a maior dose observada de uma substância, que não produz efeitos adversos.

NR – Norma Regulamentadora

As NRs são elaboradas por comissão tripartite incluindo governo, empregados e empregadores e publicadas pelo Ministério do Trabalho e Emprego No Brasil, as ações de segurança e medicina do trabalho são regidas pela Portaria Nº 3.214, de 8 de junho de 1978, que aprovou as Normas Regulamentadoras – NR, hoje com as seguintes temáticas:

NR-1 – Disposições Gerais
NR-2 – Inspeção Prévia
NR-3 – Embargo ou interdição
NR-4 – Serviços Especializados em Engenharia de Segurança e em Medicina do Trabalho
NR-5 – Comissão Interna de Prevenção de Acidentes
NR-6 – Equipamento de Proteção Individual - EPI
NR-7 – Programa de Controle Médico de Saúde Ocupacional
NR-8 - Edificações
NR-9 – Programa de Prevenção de Riscos Ambientais
NR-10 – Segurança em Instalações e Serviços de Eletricidade
NR-11 – Transporte, Movimentação, Armazenagem e manuseio de Materiais
NR-12 – Segurança no Trabalho em Máquinas e Equipamentos
NR-13 – Caldeiras, Vasos de Pressão e Tubulações e Tanques Metálicos de Armazenamento
NR-14 - Fornos
NR-15 – Atividades e Operações Insalubres
NR-16 – Atividades e Operações Perigosas

NR-17 - Ergonomia

NR-18 – Condições e Meio Ambiente de Trabalho na Indústria da Construção

NR-19 - Explosivos

NR-20 – Segurança e Saúde no Trabalho com Inflamáveis e Combustíveis

NR-21 – Trabalhos a Céu Aberto

NR-22 – Segurança e Saúde Ocupacional na Mineração

NR-23 – Proteção contra Incêndios

NR-24 – Condições Sanitárias e de Conforto nos Locais de Trabalho

NR-25 – Resíduos Industriais

NR-26 – Sinalização de Segurança

NR-27 – Registro Profissional do Técnico de Segurança do Trabalho - Revogada

NR-28 – Fiscalização e Penalidades

NR-29 – Segurança e Saúde no Trabalho Portuário

NR-30 – Segurança e Saúde no Trabalho Aquaviário

NR-31 – Segurança e Saúde no Trabalho na Agricultura, Pecuária, Silvicultura, Exploração Florestal e Aquicultura

NR-32 – Segurança e Saúde no Trabalho em Serviços de Saúde

NR-33 – Segurança e Saúde nos Trabalhos em Espaços Confinados

NR-34 – Condições e Meio Ambiente de Trabalho na Indústria da Construção, Reparação e Desmonte Naval

NR-35 – Trabalho em Altura

NR-36 – Segurança e Saúde no Trabalho em Empresas de Abate e Processamento de Carnes e Derivados

NR-37 – Segurança e Saúde em Plataformas de Petróleo

Número C.A.S. (*C.A.S. Number*)

Número que identifica, desde 1957, uma substância química (*Chemical Abstracts Service*). O número CAS é separado por traços em três partes: a primeira parte tem até 6 algarismos, a segunda, até dois algarismos e a terceira é um número de controle de um algarismo. Os números são atribuídos cronologicamente e não têm significação particular. O algarismo de controle é calculado multiplicando-se o último algarismo por um, o seguinte por dois etc. ; soma-se então todos os produtos obtidos e calcula-se o módulo aritmético 10 dessa soma. O módulo aritmético 10 de um número é, em poucas palavras, o resto da operação de divisão desse número por 10 (http://www.cas.org).

Por exemplo, o **número CAS** da água é 7732-18-**5**; o algarismo de controle é calculado da seguinte maneira: ($8\times1 + 1\times2 + 2\times3 + 3\times4 + 7\times5 + 7\times6$) = 105, mod 10 = 5. Alguns exemplos: Benzeno – 71-43-2; Acetona - 67-64-1; Ácido Sulfúrico - 7664-93-9.

Perigo e Risco

Perigo é uma situação de exposição a um agente de risco onde existe a chance de sua materialização em danos (existe a possibilidade). O perigo é uma fonte, ele é estático, ele existe, é concreto. Por exemplo, uma central de esterilização é um perigo, um almoxarifado é um perigo, um frasco de éter é um perigo, andar por uma rua deserta à noite é um perigo. Todo perigo possui riscos agregados. No exemplo da central de esterilização, os riscos são: probabilidade de explosão, probabilidade de incêndio, probabilidade de escapamento de vapor, entre outros. Os riscos são possíveis consequências, eles são dinâmicos, eles variam, até porque são "probabilidades". Portanto, existem níveis de risco (baixo, regular, alto). Quando essas probabilidades se tornam fatos, ou seja, quando acontecem, temos os acidentes (COSTA e COSTA, 2018).

O importante para a compreensão desses conceitos é fixar que o perigo é a fonte (causa) e o risco, é a consequência. Okrent (citado por QUINTANA, 2001), apresenta um exemplo bastante claro: duas pessoas cruzando um oceano, uma em um navio e outra em um barco a remo. O principal perigo, de águas profundas e grandes ondas é o mesmo em ambos os casos, porém o risco, ou seja, a probabilidade de acontecer algum dano, é muito maior para a pessoa que está no barco a remo.

Outro ponto a ser considerado é que para se avaliar riscos, é necessário antes, identificar os perigos. Integrando os conceitos de risco e perigo, podemos dizer:

$$Risco = Perigo\ (P) \times Exposição\ ao\ perigo\ (Ep) \times Vulnerabilidade\ (V)$$

Obs.: A palavra vulnerável origina-se do verbo latim *vulnerare*, que significa ferir, penetrar. Por essas raízes etimológicas, vulnerabilidade é um termo geralmente usado para se referir aos indivíduos e às suas suscetibilidades ou predisposições a respostas ou consequências negativas (YUNES e SZYMANSKI, 2001).

A vulnerabilidade não se aplica apenas a pessoas (condições sociais, como doença, desemprego, moradia inadequada e várias outras), mas também a locais, construções, processos industriais, tecnologias, entre outros. É importante compreender que vulnerabilidade é uma fragilidade, e que pode ser aplicado a diferentes campos do conhecimento.

<u>Possibilidade (Perigo) é algo que pode acontecer, existe uma incerteza.</u>

<u>Probabilidade (risco) é algo também incerto, porém com uma estimativa de concretização.</u>

A Questão da Percepção de Risco

A percepção de risco é um julgamento subjetivo que um indivíduo faz sobre uma determinada situação, e está associada a perigos naturais e ameaças ao ambiente, à saúde, à ocorrência de acidentes, entre outros. Ela varia de pessoa para pessoa. Ela tem suas raízes em fatores culturais e sociais, logo, podemos citar alguns deles:

- Cultura
  Experiências
  Nível de educação
  Fatores de ira
  Quem está afetado
  Nível de controle sobre o evento

As formas mais intensas de se demonstrar uma preocupação são: a ansiedade e o medo. Portanto, a consciência do risco está associada à percepção da pessoa sobre a sua vulnerabilidade. Assim, podemos demonstrar isso na figura a seguir (MOTA, 2002):

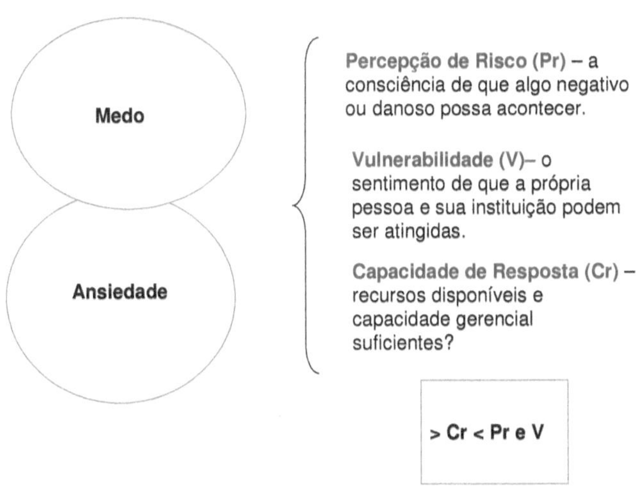

Exemplos de percepção:

1.Um indivíduo entre em um setor de emergência de determinado hospital, e se depara com pacientes sendo atendidos em macas enferrujadas, e em um ambiente tumultuado. Qual a percepção dele sobre aquela situação? Logicamente será de que aquele local é de alto risco. Possui baixa capacidade de resposta.

2.Um indivíduo entre em um laboratório e observa que os funcionários estão devidamente paramentados, o ambiente está limpo e organizado, existe sinalização adequada. Qual a percepção dele sobre aquele local? Logicamente será de que aquele local é de baixo risco. Possui alta capacidade de resposta.

Classificação dos principais riscos ocupacionais em grupos, de acordo com a sua natureza e a padronização das cores correspondentes, segundo o Anexo Nº4 da Portaria Nº25, de 25/12/94.

Grupo/Cor	Riscos	Descrição
1-Verde	Físicos	Ruídos,vibrações, radiações ionizantes e não-ionizantes, frio, calor, pressão anormal, umidade
2-Ve	Químicos	Poeiras, fumos, névoas, neblinas, gases, vapores, produtos químicos

rmelho		
3-Marrom	Biológicos	Vírus, bactérias, protozoários, fungos, parasitas, bacilos
4-Amarelo	Ergonômicos	Esforço físico intenso, levantamento e transporte manual de peso, postura inadequada, jornada de trabalho em turno, jornadas prolongadas, monotonia e repetitividade, estresse físico e psíquico
5-Azul	De acidentes	Máquinas e equipamentos sem proteção, ferramentas inadequadas ou defeituosas, iluminação inadequada, eletricidade, probabilidade de incêndio ou explosão, armazenamento inadequado, animais peçonhentos, entre outros

NOTA: De acordo com o nosso entendimento sobre os conceitos de perigo e risco, nesse anexo o termo "risco" deveria ser substituído por "perigo" (COSTA e COSTA, 2019)

POPs (Procedimentos Operacionais Padronizados)

Esses instrumentos favorecem a harmonização dos procedimentos, fazendo com que as tarefas e/ou atividades, sejam realizadas da mesma forma, independente de quem as esteja executando. Exemplos de tarefas e atividades que devem ter POPs: coleta de amostras; procedimentos analíticos; operação de equipamentos; segurança operacional; controle de águas, entre outras.

Resíduos de Serviços de Saúde – RSS

Segundo a Anvisa (2018), as atividades que envolvem qualquer etapa do gerenciamento de Resíduos de Serviços de Saúde – RSS, sejam eles públicos ou privados, filantrópicos, civis ou militares, incluindo aqueles que exercem ações de ensino e pesquisa, foram regulamentadas pela Resolução da Diretoria Colegiada – RDC 222/18, da Anvisa, publicada em 29 de março de 2018, no Diário Oficial da União.

O regulamento definiu todos os serviços cujas atividades estejam relacionadas principalmente à atenção à saúde humana ou animal, não se aplicando a fontes radioativas seladas, que devem seguir as determinações da Comissão Nacional de Energia Nuclear – CNEN, e às indústrias de produtos sob vigilância sanitária, que devem observar as condições específicas do seu licenciamento ambiental. Anexos da RDC 222:

ANEXO I

GRUPO A

Resíduos com a possível presença de agentes biológicos que, por suas características, podem apresentar risco de infecção.

Subgrupo A1

- Culturas e estoques de micro-organismos; resíduos de fabricação de produtos biológicos, exceto os medicamentos hemoderivados; descarte de vacinas de microrganismos vivos, atenuados ou inativados; meios de cultura e instrumentais utilizados para transferência, inoculação ou mistura de culturas; resíduos de laboratórios de manipulação genética.

- Resíduos resultantes da atividade de ensino e pesquisa ou atenção à saúde de indivíduos ou animais, com suspeita ou certeza de contaminação biológica por agentes classe de risco 4, microrganismos com relevância epidemiológica e risco de disseminação ou causador de doença emergente que se torne epidemiologicamente importante ou cujo mecanismo de transmissão seja desconhecido.

- Bolsas transfusionais contendo sangue ou hemocomponentes rejeitadas por contaminação ou por má conservação, ou com prazo de validade vencido, e aquelas oriundas de coleta incompleta.

- Sobras de amostras de laboratório contendo sangue ou líquidos corpóreos, recipientes e materiais resultantes do processo de assistência à saúde, contendo sangue ou líquidos corpóreos na forma livre.

Subgrupo A2

- Carcaças, peças anatômicas, vísceras e outros resíduos provenientes de animais submetidos a processos de experimentação com inoculação de microrganismos, bem como suas forrações, e os cadáveres de animais suspeitos de serem portadores de microrganismos de relevância epidemiológica e com risco de disseminação, que foram submetidos ou não a estudo anatomopatológico ou confirmação diagnóstica.

Subgrupo A3

Peças anatômicas (membros) do ser humano; produto de fecundação sem sinais vitais, com peso menor que 500 gramas ou estatura menor que 25 centímetros ou idade gestacional menor que 20 semanas, que não tenham valor científico ou legal e não tenha havido requisição pelo paciente ou seus familiares.

Subgrupo A4

- Kits de linhas arteriais, endovenosas e dialisadores, quando descartados.

- Filtros de ar e gases aspirados de área contaminada; membrana filtrante de equipamento médico-hospitalar e de pesquisa, entre outros similares.

- Sobras de amostras de laboratório e seus recipientes contendo fezes, urina e secreções, provenientes de pacientes que não contenham e nem sejam suspeitos de conter agentes classe de risco 4, e nem apresentem relevância epidemiológica e risco de disseminação, ou microrganismo causador de doença emergente que se torne epidemiologicamente importante ou cujo mecanismo de transmissão seja desconhecido ou com suspeita de contaminação com príons.

- Resíduos de tecido adiposo proveniente de lipoaspiração, lipoescultura ou outro procedimento de cirurgia plástica que gere este tipo de resíduo.

- Recipientes e materiais resultantes do processo de assistência à saúde, que não contenha sangue ou líquidos corpóreos na forma livre.

- Peças anatômicas (órgãos e tecidos), incluindo a placenta, e outros resíduos provenientes de procedimentos cirúrgicos ou de estudos anatomopatológicos ou de confirmação diagnóstica.

- Cadáveres, carcaças, peças anatômicas, vísceras e outros resíduos provenientes de animais não submetidos a processos de experimentação com inoculação de microrganismos.

- Bolsas transfusionais vazias ou com volume residual póstransfusão.

Subgrupo A5
Órgãos, tecidos e fluidos orgânicos de alta infectividade para príons, de casos suspeitos ou confirmados, bem como quaisquer materiais resultantes da atenção à saúde de indivíduos ou animais, suspeitos ou confirmados, e que tiveram contato com órgãos, tecidos e fluidos de alta infectividade para príons.

- Tecidos de alta infectividade para príons são aqueles assim definidos em documentos oficiais pelos órgãos sanitários competentes.

GRUPO B

-Resíduos contendo produtos químicos que apresentam periculosidade à saúde pública ou ao meio ambiente, dependendo de suas características de inflamabilidade, corrosividade, reatividade, toxicidade, carcinogenicidade, teratogenicidade, mutagenicidade e quantidade.

- Produtos farmacêuticos

- Resíduos de saneantes, desinfetantes, resíduos contendo metais pesados; reagentes para laboratório, inclusive os recipientes contaminados por estes.

- Efluentes de processadores de imagem (reveladores e fixadores).

- Efluentes dos equipamentos automatizados utilizados em análises clínicas.

- Demais produtos considerados perigosos: tóxicos, corrosivos, inflamáveis e reativos.

GRUPO C

Qualquer material que contenha radionuclídeo em quantidade superior aos níveis de dispensa especificados em norma da CNEN e para os quais a reutilização é imprópria ou não prevista.

- Enquadra-se neste grupo o rejeito radioativo, proveniente de laboratório de pesquisa e ensino na área da saúde, laboratório de análise clínica, serviço de medicina nuclear e radioterapia, segundo Resolução da CNEN e Plano de Proteção Radiológica aprovado para a instalação radiativa.

GRUPO D

Resíduos que não apresentam risco biológico, químico ou radiológico à saúde ou ao meio ambiente, podendo ser equiparados aos resíduos domiciliares.

- Papel de uso sanitário e fralda, absorventes higiênicos, peças descartáveis de vestuário, gorros e máscaras descartáveis, resto alimentar de paciente, material utilizado em antissepsia e hemostasia de venóclises, luvas de procedimentos que não entraram em contato com sangue ou líquidos corpóreos, equipo de soro, abaixadores de língua e outros similares não classificados como A1.

- Sobras de alimentos e do preparo de alimentos.

- Resto alimentar de refeitório.

- Resíduos provenientes das áreas administrativas.

- Resíduos de varrição, flores, podas e jardins.

- Resíduos de gesso provenientes de assistência à saúde.

- Forrações de animais de biotérios sem risco biológico associado.

- Resíduos recicláveis sem contaminação biológica, química e radiológica associada.

- Pelos de animais.

GRUPO E

Materiais perfurocortantes ou escarificantes, tais como: lâminas de barbear, agulhas, escalpes, ampolas de vidro, brocas, limas endodônticas, pontas diamantadas, lâminas de bisturi, lancetas; tubos capilares; ponteiras de micropipetas; lâminas e lamínulas; espátulas; e todos os utensílios de vidro quebrados no laboratório (pipetas, tubos de coleta sanguínea e placas de Petri) e outros similares.

ANEXO II

IDENTIFICAÇÃO DOS GRUPOS DOS RESÍDUOS DE SERVIÇOS DE SAÚDE   colocar símbolos

O grupo A é identificado, no mínimo, pelo símbolo de risco biológico, com rótulo de fundo branco, desenho e contornos pretos, acrescido da expressão RESÍDUO INFECTANTE.

RESÍDUO INFECTANTE

O grupo B é identificado por meio de símbolo e frase de risco associado à periculosidade do resíduo químico.

Observação - outros símbolos e frases do GHS também podem ser utilizados.

NOTA DOS AUTORES: Pelo nosso entendimento, a expressão correta é Perigo Químico (página 16).

O grupo C é representado pelo símbolo internacional de presença de radiação ionizante (trifólio de cor magenta ou púrpura) em rótulo de fundo amarelo, acrescido da expressão MATERIAL RADIOATIVO, REJEITO RADIOATIVO ou RADIOATIVO.

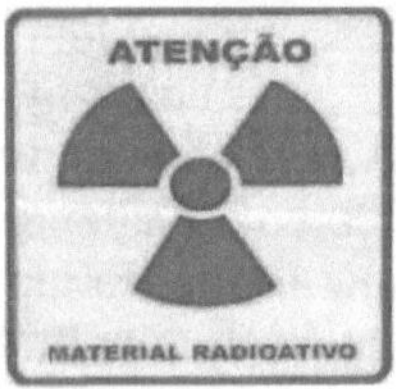

O grupo D deve ser identificado conforme definido pelo órgão de limpeza urbana.

O grupo E é identificado pelo símbolo de risco biológico, com rótulo de fundo branco, desenho e contorno preto, acrescido da inscrição de RESÍDUO PERFUROCORTANTE OU

PERFUROCORTANTE.

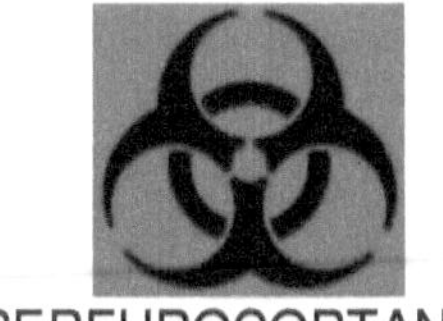

ANEXO III

SUBSTÂNCIAS QUE DEVEM SER SEGREGADAS, ACONDICIONADAS E IDENTIFICADAS SEPARADAMENTE

- Ácidos
- Asfixiantes
- Bases
- Brometo de etídio
- Carcinogênicas, mutagênicas e teratogênicas
- Compostos orgânicos halogenados
- Compostos orgânicos não halogenados
- Corrosivas
- Criogênicas
- De combustão espontânea
- Ecotóxicas
- Explosivas
- Formalina ou formaldeído
- Gases comprimidos
- Líquidos inflamáveis
- Materiais reativos com a água
- Materiais reativos com o ar
- Mercúrio e compostos de mercúrio
- Metais pesados
- Mistura sulfocrômica
- Óleos
- Oxidantes
- Resíduo fotográfico
- Sensíveis ao choque
- Soluções aquosas
- Venenos

ANEXO IV

Ver página 62
ANEXO V

LISTA DAS PRINCIPAIS SUBSTÂNCIAS UTILIZADAS EM SERVIÇOS DE SAÚDE QUE REAGEM COM EMBALAGENS DE POLIETILENO DE ALTA DENSIDADE (PEAD)

Ácido butírico
Dietil benzeno
Ácido nítrico
Dissulfeto de carbono
Ácidos concentrados
Éter
Bromo Fenol
Clorofórmio
Bromofórmio
Nitrobenzeno
Álcool benzílico
O-diclorobenzeno
Anilina
Óleo de canela
Butadieno
Óleo de cedro
Ciclohexano
P-diclorobenzeno
Cloreto de etila, forma líquida
Percloroetileno
Cloreto de tionila
solventes bromados e fluorados
Cloreto de Amila
Tolueno
Cloreto de vinilideno
Tricloroeteno
Cresol Xileno

Fonte: Chemical Waste Management Guide - University of Florida - Division of Environmental

Sinalização de Segurança

É aquela que está relacionada com um objeto, uma atividade ou uma determinada situação, susceptíveis de provocar determinados riscos para o trabalhador. O Quadro 1 mostra as cores da segurança e suas aplicações (COSTA e COSTA, 2005):

Quadro 1 – Cores da segurança e aplicações

Cor	Significado	Indicações
Vermelho	Sinal de Proibição	Ações não adequadas
	Perigo – Alarme	Dispositivos de emergência
	Material e equipamento de combate a incêndios	Indicação e localização
Amarelo ou Amarelo-alaranjado	Sinal de Aviso	Atenção, precaução, verificação
Azul	Sinal de Obrigação	Comportamento ou ação específica, obrigação de utilizar EPI´s
Verde	Sinal de Salvamento ou de Socorro	Portas, saídas, vias, material, postos, locais específicos
	Situação de Segurança	Ações adequadas

Fonte: Costa e Costa (2005).

Substâncias e Misturas Auto-Aquecíveis (ABIQUIN, 2005)

São substâncias que por reação com o ar e sem suprimento de energia são propensas a sofrer auto-aquecimento.

Substâncias e Misturas Auto-Reativas (ABIQUIN, 2005)

São substâncias termicamente instáveis, propensas a sofrer uma decomposição fortemente exotérmica, mesmo sem a participação de oxigênio (ar).

**Substâncias e Misturas que em Contato com a Água Emitem Gases Inflamáveis
(ABIQUIN, 2005)**

São sólidos ou líquidos que em contato com a água são propensos a se inflamarem espontaneamente ou gerar gases inflamáveis em quantidades perigosas.

Toxicidade

É um termo utilizado de duas maneiras:

- Capacidade de causar um agravo a um organismo vivo;
- Qualquer efeito adverso de uma substância química sobre um organismo vivo.

Toxicidade Seletiva

Efeito gerado por uma substância em relação a diferentes espécies.

Toxicologia

É a ciência que estuda os efeitos nocivos das substâncias químicas (e agentes físicos) nos organismos vivos.

> Paracelso (1493–1541), pseudônimo de Phillipus Aureolus Theophrastus Bombastus von Hohenheim - médico, alquimista, físico e astrólogo suíço, dizia: "todas as substâncias são venenos; não existe uma que não seja um veneno. A dose certa diferencia um veneno de um remédio."

Toxina

Proteínas responsáveis pela especificidade funcional de algumas bactérias, que são venenosas para alguns organismos.

PARTE 2

INTRODUÇÃO

A segurança química é entendida como mecanismos de prevenção de efeitos adversos, para o ser humano e o meio ambiente, decorrentes da produção, armazenagem, transporte, manuseio, uso e descarte de produtos químicos (CARVALHO e COSTA, 2010; COSTA e COSTA, 2002).

Substâncias químicas são moléculas que podem ser representadas por fórmulas, como a água, H_2O. As substâncias químicas são formadas por elementos químicos, ou seja, aqueles que integram a tabela periódica. A substância química pode ser formada por átomos do mesmo elemento químico, como o O_2, ou oxigênio, que é chamada de substância simples, ou por elementos químicos diversos, como o ácido sulfúrico, H_2SO_4, chamada substância composta.

- O termo substância química é abrangente, e é usado para designar os compostos básicos de toda a matéria viva ou não, que constitui o universo (FREUDENTHAL e FREUDENTHAL, 1989).

- Produto químico é uma substância química, seja só ou em mistura ou preparação, fabricada ou obtida da natureza.

O uso de substâncias químicas, atualmente está generalizado em todas as atividades econômicas, inclusive na vida doméstica. No inicio do século vinte, no nosso organismo não havia praticamente substâncias tóxicas produzidas pelo homem, ao passo que, hoje, podemos encontrar várias delas. São muitos os ramos de atividades onde são manuseados agentes químicos, como por exemplo:

- Clínicas médicas e odontológicas
- Clínicas veterinárias
- Consultórios médicos e odontológicos
- Fábricas de tintas, colas, ceras, detergentes e outras
- Hemocentros
- Hospitais
- Laboratórios de análises clínicas
- Laboratórios de escolas

- Marmorarias
- Metalurgia
- Manutenção de piscinas
- Oficinas mecânicas
- Postos de combustíveis
- Salões de beleza e estética
- Serviços de fotocópias
- Serviços de limpeza
- Outros

De acordo com o Programa Internacional de Segurança Química (2005):

- Existem no mundo, em torno de 20 milhões de substâncias de origem natural ou antrópica (produzidas pelo homem);
- 100 mil substâncias possuem uso comercial difundido;
- Entre 1000 e 2000 novas substâncias são colocadas a cada ano no mercado;
- Em apenas 6000 substâncias foi realizado algum teste de toxicidade;
- A produção mundial está em torno de 400 milhões de toneladas;
- As substâncias químicas são responsáveis por 10% do comércio internacional e rendimentos globais;
- A previsão é de que a produção seja 100% superior em 2020 em relação a 1995.

A exposição a substâncias químicas pode ocorrer a todo o momento: no local de trabalho, na escola, na rua, ou mesmo, em casa. Em instituições de ensino e de pesquisa, o problema das substâncias químicas (SQ) vem se acentuando, já que:

- Existe um número e quantidade cada vez maior de SQ;
- Os procedimentos de uso, armazenagem e disposição de resíduos, quase sempre são incorretos;
- Os procedimentos de compra não são controlados adequadamente;
- Existe uma carência de profissionais para solucionar estes problemas;
- Falta de cobrança de uma atuação responsável dos pesquisadores e de suas instituições.

Em ambientes da saúde, a segurança química ainda não conseguiu se articular de forma satisfatória, e em função disso, ainda não despertou interesses para a elaboração de políticas para o setor.

Nas categorias profissionais onde durante a própria formação a questão da segurança química é enfocada, porém, não amplamente discutida, tais como nos cursos de medicina, enfermagem, farmácia, odontologia e veterinária, e cursos técnicos inerentes a essas atividades, um bom programa de educação em serviço, rotineiro, que inclua tópicos de segurança química e de procedimentos de qualidade, é indicada para assegurar a conscientização sobre essa questão.

Especificamente, em relação à segurança e saúde ocupacional dos profissionais que transitam nesses ambientes, observa-se que existem posicionamentos conflitantes, em função, principalmente, da falta de informações confiáveis e abrangentes sobre esta temática e da ainda tímida produção de pesquisas nessa área. Alguns profissionais, principalmente àqueles de nível técnico e auxiliar, merecem atenção especial, em função das características das suas atividades:

• Pessoal de almoxarifado

Esse deve ser sempre o grande centro das atenções de qualquer programa de segurança química, pois é exatamente nesse ambiente onde todas as substâncias químicas se encontram, e em grande quantidade. Portanto, conhecer a tabela de incompatibilidades químicas é um dos fatores primordiais para a estocagem correta dessas substâncias. Outro ponto a ser observado é a necessidade de se ter em mãos uma literatura técnica sobre os riscos, manuseio e procedimentos de emergência que abranja todas as substâncias químicas estocadas, ou seja, os MSDS (*Material Safety Data Sheets –* Fichas Técnicas de Segurança). O uso de EPIs é obrigatório, assim como treinamento em combate a incêndios.

• Pessoal de manutenção

Os profissionais que atuam nessa área, devem possuir a noção exata dos riscos químicos que os circundam, já que muitas das suas atividades, como instalações e reparos elétricos, instalações e reparos em sistemas de ventilação e refrigeração, processos de soldas, etc., podem, quando substâncias químicas estiverem presentes no ar, ocasionar acidentes de graves consequências. A utilização de EPIs é obrigatória, assim, como treinamento em combate a incêndios.

• Pessoal de limpeza

Os serventes, funcionários que normalmente realizam a limpeza nos ambientes hospitalares, devem ser devidamente informados sobre os processos corretos de manuseio de substâncias químicas (desinfetantes e limpeza em geral), coleta de resíduos químicos (frascos de vidro, plásticos, material cirúrgico, etc.), e procedimentos adequados e seguros de descarte, o que garantira, inclusive, a segurança dos funcionários dos serviços públicos de coleta de lixo. O uso de EPIs é obrigatório, assim como treinamento em combate a incêndios.

- Pessoal de laboratórios

Os técnicos e auxiliares de laboratórios de análises clínicas, de controle de qualidade, de patologia, de prótese dentária, entre outros, devem conhecer as características básicas dos reagentes químicos utilizados, procedimentos corretos de manuseio e descarte e também de emergência. O layout do laboratório deve atender as exigências mínimas de segurança estabelecidas para cada tipo de atividade. O uso de EPIs é obrigatório, assim, como treinamento em combate a incêndios.

- Pessoal de lavanderia

Todos os funcionários de lavanderia hospitalar devem conhecer e praticar de forma correta a lavagem dos materiais, utilizando adequadamente os EPIs necessários, assim como devem ser treinados em combate a incêndios.

- Pessoal de cozinha

Trabalhadores que atuam em cozinhas devem ser incluídos em todos os processos de segurança ocupacional, principalmente porque esse ambiente envolve agentes de risco. Atenção especial deve ser dada à higiene pessoal, a estocagem de materiais (caixas de papelão, reagentes químicos, qualidade dos utensílios utilizados, lavagem de materiais e destinação dos resíduos). A utilização de EPIs é obrigatória, assim como treinamento em combate a incêndios.

- Pessoal de ambulâncias

Em função da grande diversidade de pacientes transportados por ambulâncias, principalmente em casos de emergências, as equipes (motorista, médico e enfermeiro), devem verificar constantemente se os veículos estão em adequadas condições de higiene e de trafegabilidade, se os produtos químicos e medicamentos estão devidamente localizados (para se evitar quedas e consequentemente quebras e derramamento em função da movimentação do veiculo no trânsito). Os procedimentos de lavagem e higienização de ambulâncias devem ser realizados por pessoal devidamente equipado com EPIs.

- Pessoal de setores de anatomia

A Anatomia é responsável pela realização de biópsias para identificação de células anormais, análise de peças cirúrgicas, exames cadavéricos, entre outros. Algumas substâncias químicas usadas nessa área são: ácido acético, cromo, dicromato, formol, ósmio, xileno, entre várias outras. O pessoal que realiza essas atividades deve estar devidamente equipado com EPIs, e conhecer às características dessas substâncias.

Xelegate e Robazzi (2003: s.p.) analisando a segurança química na enfermagem, acentuam que "as publicações referentes à proteção dos trabalhadores de enfermagem, principalmente em relação aos riscos químicos que esses enfrentam, ainda é muito reduzida e o que existe publicado concentra-se em periódicos internacionais."

Também descrevendo essa temática, Costa e Felli (2005: 502) apontam que "na maioria das vezes, os trabalhadores desconhecem os possíveis efeitos das substâncias químicas e sofrem processos de desgaste em função da sua diversidade no ambiente hospitalar. Tais substâncias exercem diversas finalidades, como por exemplo, esterilização, medicação, desinfecção, além da manutenção dos equipamentos e instalações."

Um tema que, a cada dia ganha importância, em função do crescente aumento de casos de câncer, tem a ver com procedimentos quimioterápicos. Silva e Reis (2010: 312) dizem que:

> É de extrema importância que todos os profissionais envolvidos no cuidado ao paciente que esteja submetido à quimioterapia sejam adequadamente informados, capacitados e supervisionados no cumprimento das medidas de proteção individual necessárias, pois a exposição aos quimioterápicos antineoplásicos produz danos cumulativos à saúde dos

trabalhadores que podem ser irreversíveis. Vários motivos podem estar relacionados à não utilização de Equipamentos de Proteção Individual (EPI) por parte dos profissionais da saúde, tais como: falta de conhecimento, pressa em realizar os procedimentos devido à falta de recursos humanos, desestímulo profissional relacionado às extensas cargas horárias de trabalho, baixos salários e estresse.

Na área odontológica, outro setor onde as substâncias químicas estão presentes, existe também um grupo pouco estudado, os profissionais que trabalham em laboratórios de prótese dentária. Ellero e Lepera (2008: 134) salientam que "além da exposição a substâncias voláteis, como os monômeros acrílicos, a execução de operações de fundição e polimento podem expor os profissionais aos fumos metálicos e poeiras, contendo, além dos metais, materiais refratários e abrasivos com potencial pneumoconiogênico [...]".

Na área veterinária, nota-se um aumento crescente de ações, principalmente educativas, no campo da biossegurança, e consequentemente com reflexos positivos na segurança química (ROZA et al, 2010; 2003).

De forma geral, as atividades desenvolvidas no interior dos ambientes hospitalares humanos e veterinários (COSTA et al, 2004; HIRATA e FILHO, 2002), expõem seus funcionários, principalmente àqueles de nível técnico e auxiliar, a diversos agentes de riscos, como os químicos, físicos, biológicos, ergonômicos e de acidentes (condições inseguras em geral). Estes fatores de risco acarretam demanda dos serviços de saúde, mortes, sofrimento, baixa produtividade e prejuízos econômicos.

Além dos agentes citados, ainda devemos acrescentar os psicossociais, como stress, salários baixos e condições de sociabilidade inadequadas (ausência de creche, programas de atendimento social), e os de origem biológica, física e ergonômica, que também contribuem para a potencialização dos agravos químicos.

Bulhões (1998) considera que muitos desses agentes de risco, podem dar a impressão de não estarem presentes em alguns desses ambientes, em função do desconhecimento ou desinformação dos trabalhadores envolvidos, e também pela pouca atenção dos gestores de saúde sobre essa questão, aliado a uma ausência de bases de dados sobre o assunto. Ressalta-se, também, que muitas informações sobre a gestão das substâncias químicas não se encontram sistematizadas.

Na área industrial, a segurança química possui uma condição mais avançada, em função das ações de CIPAS (Comissões Internas de Prevenção de Acidentes), de sindicatos e da fiscalização de órgãos competentes, Não é ainda a situação desejada, porém, é melhor do que a observada em instituições de ensino, de pesquisa e ambientes da saúde.

O PROGRAMA INTERNACIONAL DE SEGURANÇA QUÍMICA - IPCS

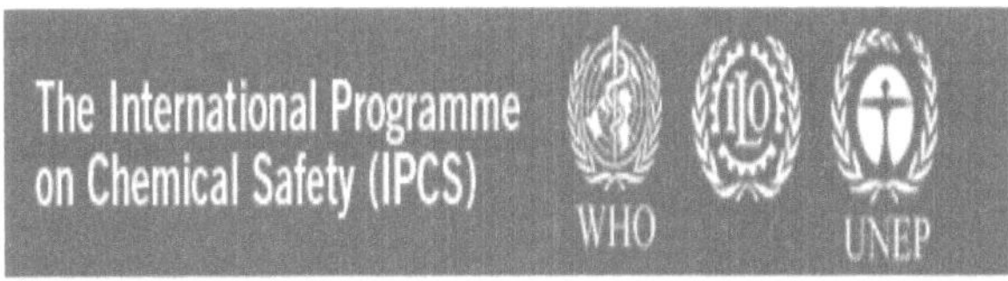

O Programa Internacional de Segurança Química (*The International Programme on Chemical Safety - IPCS*) foi criado em 1980, em cooperação com três organizações, a Organização Mundial da Saúde (*World Health Organization – WHO*); a Organização Internacional do Trabalho (*International Labour Organization – ILO*), e o Programa das Nações Unidas para o Meio Ambiente (*United Nations Environment Programme – UNEP*).

O programa, que tem a WHO, como agência executiva, tem como objetivo estabelecer bases científicas para o uso seguro de substâncias químicas, e fortalecer ações de capacitação em segurança química (http://www.who.int/ipcs/en/).

O FORUM INTERGOVERNAMENTAL DE SEGURANÇAQUÍMICA - IFCS

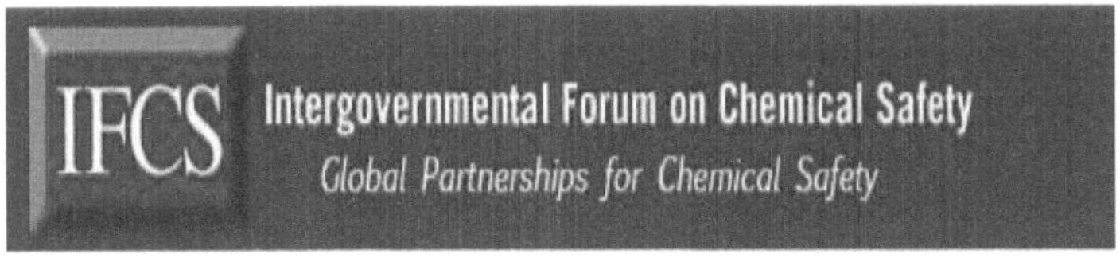

Foi criado pela Conferência Internacional de Segurança Química, realizada em Estocolmo / Suécia, em 1994. É um mecanismo de cooperação entre governos, instituições intergovernamentais e organismos não governamentais, com o objetivo de promover a avaliação dos riscos à saúde humana e ao meio ambiente decorrentes do uso de substâncias químicas, e de incentivar a gestão ambientalmente segura de substâncias químicas, além de promover a melhor compreensão dos problemas, atraindo o apoio político necessário para as ações (http://www.who.int/ifcs/).

REACH

É a nova legislação sobre substâncias químicas da União Européia, aprovada em dezembro de 2006. Esta legislação transfere o ônus da prova sobre a segurança dos produtos químicos para as indústrias. O seu objetivo é melhorar a proteção da saúde humana e do ambiente, mantendo a competitividade e reforçando o espírito de inovação da indústria química europeia. O REACH é gerenciado pela Agência Européia de Substâncias Químicas.

- R → Register (registro)
- E → Evaluation (avaliação)
- A → Authorization (autorização)
- CH → Chemicals (substâncias químicas)

A COMISSÃO NACIONAL DE SEGURANÇA QUÍMICA - CONASQ

A Comissão Nacional de Segurança Química – CONASQ, foi criada em 2000 e seus principais objetivos são a articulação institucional e o fomento de discussões sobre segurança química, visando a implementação do Programa Nacional de Segurança Química – PRONASQ, definido em função das necessidades e das possibilidades de melhoria da gestão de substâncias químicas no País e das diretrizes adotadas pelo Fórum Intergovernamental de Segurança Química – FISQ.

A CONASQ é composta por 22 instituições do setor público, do privado e de organizações não-governamentais: Ministério das Relações Exteriores – MRE; Ministério dos Transportes – MT; Ministério da Agricultura, Pecuária e Abastecimento – MAPA; Ministério do Trabalho e Emprego – MTE; Secretaria de Vigilância em Saúde, Ministério da Saúde – SVS/MS; Ministério do Desenvolvimento, Indústria e Comércio Exterior – MDIC; Ministério das Minas e Energia – MME; Ministério da Ciência e Tecnologia – MCT; Ministério do Meio Ambiente, por meio da Secretaria de Qualidade Ambiental nos

Assentamentos Humanos – SQA/MMA e da Assessoria Internacional; Ministério da Integração Nacional, por meio da Secretaria Nacional de Defesa Civil – SEDEC/MI; Instituto Brasileiro do Meio Ambiente e dos Recursos Naturais Renováveis – IBAMA; Agência Nacional de Vigilância Sanitária – ANVISA; Fundação Oswaldo Cruz – FIOCRUZ; Fundação Jorge Duprat Figueiredo de Segurança e Medicina do Trabalho – FUNDACENTRO; Central Única dos Trabalhadores – CUT; Amigos da Terra do Brasil, representando o Fórum Nacional de ONG; Universidade de Brasília – UnB; Universidade de São Paulo – USP; Associação Brasileira das Entidades Estaduais de Meio Ambiente – ABEMA; Associação Brasileira da Indústria Química – ABIQUIM; Organização Pan-Americana de Saúde – OPAS.

O Programa Nacional de Segurança Química compreende dez linhas de ação:

- Mecanismos de controle e fiscalização na gestão de substâncias químicas;
- Rede de Intercâmbio e Difusão de Informações para a Segurança Química no Brasil;
- Redução das Vulnerabilidades aos Acidentes com Produtos Químicos;
- Áreas Contaminadas;
- Sistema Global Harmonizado de Classificação e Rotulagem de Produtos Químicos;
- Segurança Química nas Universidades e Instituições de Pesquisa;
- Implementação de Convenções Internacionais (Estocolmo, Roterdã);
- Manejo Integrado de Pragas e Vetores;
- Inventário de Emissões e Transferência de Poluentes;
- Perfil Nacional da Gestão de Substâncias Químicas.

A CONASQ esteve paralisada, e em 2002 foi reativada. Com isso, voltaram a ganhar consistência às ações em termos do objetivo global para 2020*, no sentido de que todos os países desenvolvam um sistema de gestão de substâncias que impliquem em risco mínimo para a população e o meio ambiente.

---

*Ano definido em 2002 pela Declaração de Joanesburgo (10 anos após a Conferência do Rio em 1992), e endossada pelo governo brasileiro, para que a fabricação, transporte, armazenagem, manuseio e disposição final de produtos químicos, sejam efetuados de modo a levar a minimização dos efeitos adversos à saúde e ao meio ambiente.

PARTE 3

VIAS DE ENTRADA E EFEITOS DE SUBSTÂNCIAS QUÍMICAS NO ORGANISMO

Para que uma substância química possa produzir um efeito deve estar em contato com o organismo (exposição – função da dose / concentração e do tempo). As substâncias químicas podem ingressar no organismo por três vias principais: digestiva, respiratória e cutânea. Outras vias de entrada, como a ocular, parenteral e retal, também são possíveis. Depois do ingresso, por qualquer destas vias, as substâncias químicas podem ser absorvidas e passar para o sangue, serem distribuídas no organismo todo, chegar a determinados órgãos onde são biotransformadas, produzir efeitos tóxicos e posteriormente ser eliminadas do organismo. Características das principais vias (NUTES, s.d.; SEBASTIÃO, 1996):

- Inalação

Maior grau de risco devido à rapidez com que as substâncias químicas são absorvidas pelos pulmões. A inalação é a principal via de intoxicação no ambiente de trabalho, daí a importância que deve ser dada aos sistemas de ventilação. A superfície dos alvéolos pulmonares representa no homem adulto uma área de 80 a 90 m^2. Esta grande superfície facilita a absorção de gases e vapores, os quais podem passar ao sangue, para serem distribuídos a outras regiões do organismo. Sendo o consumo médio de ar de um homem adulto normal de 20 m^3 / dia, dependendo do esforço físico realizado, é fácil chegar à conclusão de que a inalação é responsável por grande parte dos casos de absorção de substâncias químicas no organismo (COSTA e COSTA, 2005; COSTA, 1996).

- Absorção Dérmica

Contato das substâncias químicas com a pele. A absorção dérmica é extremamente crítica quando se lida com produtos lipossolúveis, que são absorvidos através da pele. A acrilamida, por exemplo, pode ser absorvida através da pele, mesmo em soluções aquosas. Quando uma substância química entra em contato com a pele, pode acontecer às seguintes situações:

- a pele e a gordura protetora podem atuar como uma barreira protetora efetiva.

- o agente pode agir na superfície da pele, provocando uma irritação primária;
- a substância pode combinar com as proteínas da pele e provocar uma sensibilização;
- a substância pode penetrar através da pele produzindo uma ação generalizada.

A pele é o maior órgão do corpo humano. Num adulto médio, ela tem 2 metros quadrados de extensão. Sua espessura varia de meio a seis milímetros, dependendo da área em que se encontra. Corresponde a 16% do peso total do corpo. Funciona como uma capa que protege os órgãos internos. Ela é composta por (UnB, 2009; UFRJ, 2002):

Epiderme: é a camada que pode ser vista, formada por células mortas ou prestes a morrer.

Derme: Fica logo abaixo da epiderme e contém a raiz dos pelos, terminações nervosas e vasos sanguíneos, além do colágeno, que dá elasticidade à pele.

Hipoderme: Região que apresenta as gorduras, veias e músculos (região sub-cutânea).

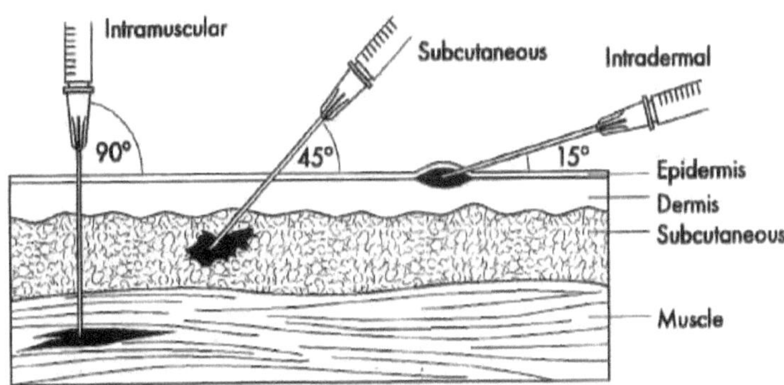

- Ingestão

Geralmente acontece por descumprimento de normas de higiene e segurança. Representa uma via secundária de ingresso de substâncias químicas no organismo. Isto pode acontecer de forma acidental.

AS SUBSTÂNCIAS QUÍMICAS DEPOIS DA ENTRADA NO ORGANISMO

Absorção

É o processo de movimentação da substância química no organismo, desde a sua entrada.

Biodisponibilidade

É a proporção com que uma substância química atinge a circulação sistêmica. Alguns fatores físicos ou químicos podem afetar a absorção de uma substância em relação à quantidade que deverá ser absorvida e ao tempo de absorção. Por exemplo, não todas as formas químicas de um metal são bem absorvidas no intestino; assim no caso de ingerir mercúrio metálico, pouco será absorvido. Porém, não acontece o mesmo com um composto orgânico como o metilmercúrio. Outra situação é a seguinte: os compostos de bário são tóxicos, mas o sulfato de bário é utilizado, na forma segura, como meio de contraste nas radiografias do cólon devido este sal ser insolúvel em água e em gordura. Não poderia ser utilizado cloreto de bário porque a sua solubilidade em água seria suficiente para que uma quantidade que produz efeitos tóxicos fosse absorvida. Os exemplos anteriores são exemplos da importância da forma química do composto em relação à absorção (FERNÍCULA / CEPIS / OPAS / OMS, s.d).

Distribuição

Depois que a substância química é absorvida ela passa através do sangue por todo o organismo, causando os efeitos nocivos especialmente no órgão alvo, o local onde primeiro se evidencia um efeito nocivo. Para produzir esse efeito a substância química deve atingir uma determinada concentração no órgão, por isso, é importante a dose. A existência de um órgão alvo não significa que nos outros órgãos não sejam verificados os efeitos e à medida que aumenta a dose e o tempo de exposição, outros órgãos poderão ser afetados. Algumas substâncias podem se acumular, por exemplo: o flúor e o chumbo podem ser acumulados nos ossos, as bifenilenospolicloradas (segundo a sigla em inglês, PCBs) podem ser acumuladas na gordura; o cádmio pode ser acumulado nos rins (FERNÍCULA / CEPIS / OPAS / OMS, s.d.).

Eliminação

As substâncias solúveis em água são eliminadas pela urina. As substâncias que são voláteis, como o etanol e a acetona, e os gases como o monóxido de carbono, eliminam-se parcialmente pelo ar expirado. Algumas também são eliminadas pelo leite e suor (FERNÍCULA / CEPIS / OPAS / OMS, s.d.).

EFEITOS QUE UMA SUBSTÂNCIA PODE CAUSAR AO ORGANISMO

De acordo com Costa e Costa (2005), a ação de algumas substâncias químicas sobre o organismo, é função:

- Da concentração, sem que o tempo de exposição seja importante;
- Do caráter cumulativo (efeito tóxico aparece depois que uma certa quantidade do produto, ou dos produtos, seja absorvida);
- Tanto da concentração como do tempo de exposição.

Em alguns casos os efeitos são reversíveis, isto é, desaparecem ao cessar a exposição (às vezes, com afastamento prolongado e/ou tratamento médico). Outras vezes os efeitos são irreversíveis. Os efeitos que podem ser gerados são:

- Efeitos Mutagênicos

Efeitos que determinadas moléculas provocam diretamente sobre o genoma. Estima-se que 80 % das substâncias mutagênicas são também carcinogênicas. Como exemplos de produtos mutagênicos podemos citar: azida sódica, hidroxilamina e o brometo de ethidium (BET).

- Efeitos Carcinogênicos

Efeitos que favorecem o aparecimento de câncer. Para se conhecer a potencialidade carcinogênica de uma substância é necessário à experimentação in vivo. Exemplos de substâncias reconhecidamente cancerígenas para o homem: aflatoxinas, asbesto, benzeno, cloreto de vinila, entre outras. Exemplos de substancias provavelmente cancerígenas: acrilonitrila, formaldeído, sílica cristalina, brometo de vinila, entre outros.

- Efeitos Teratogênicos

Efeitos causados diretamente sobre o feto por via transplacentária. A teratogênese ocorre geralmente na fase inicial do desenvolvimento embrionário (7 a 14 dias). As mulheres grávidas não devem manipular produtos genotóxicos ou teratogênicos durante os primeiros meses de gravidez. Exemplos de substâncias teratogênicas: dimetilmercúrio, cloreto de vinila, sais de lítio, entre outros.

- Efeitos Organotóxicos

São efeitos que algumas substâncias causam diretamente a determinados órgãos, gerando efeitos neurotóxicos, hematotóxicos, hepatotóxicos, nefrotóxicos e sobre o aparelho reprodutor.

- Efeitos Imunotóxicos

São efeitos que algumas substâncias causam diretamente ao sistema imunológico, gerando hipersensibilidade, imunodepressão e processos auto- imunes.

Em resumo os efeitos tóxicos dependem:

- Da dose (da concentração)
- Da via de penetração
- Da relação dose-efeito (relação entre a dose de uma substância tóxica e o efeito gerado no indivíduo)
- Da biotransformação (processo que converte através do metabolismo as substâncias tóxicas presentes no organismo)
- Do estado de saúde
- Das condições do momento, como por exemplo: fadiga, stress
- De outros produtos (o efeito tóxico de uma substância pode ser, por exemplo, aumentado quando na presença de um outro específico)

PRODUTOS TÓXICOS COMUMENTE UTILIZADOS EM LABORATÓRIO
(MARCHI et al, 2008)

Produtos tóxicos comumente utilizados em laboratório			
Grau de risco			
Substância	Inalaçã o	Ingestã o	Irritaçã o cutânea	Irritaçã o ocular
Ácido cianídrico	4	4	2	4

Ácido fluorídrico	4	4	4	4
Ácido fórmico	4	3	4	4
Ácido oxálico	3	3	3	3
Acroleína	4	3	3	4
Anidrido ftálico	3	-	2	3
Anilina	3	3	2	2
Benzeno	3	2	2	2
Bromo	4	4	4	4
Cianeto de potássio	-	4	3	4
Cloro	4	-	3	4
Cloronitrobenzeno	4	3	3	3
Etanolamina	3	2	2	3
Fenol	2	3	4	4
Flúor	4	-	4	4
Formaldeído	3	3	3	3
Iodo	4	4	4	4
Iodometano	4	-	-	-
Isocianatos	4	-	3	3
Mercúrio	4	1	-	1
Nitrobenzeno	-	4	3	4
Piridina	3	2	2	3
Toluidina	3	3	2	2
Vapores nitrosos	4	-	2	3

1: Lesão mínima   2: Lesão leve   3: Lesão moderada   4: Lesão grave

PARTE 4

FORMAS DE APRESENTAÇÃO DAS SUBSTÂNCIAS QUÍMICAS NO AMBIENTE DE TRABALHO

Em qualquer tipo de empresa, as substâncias químicas podem ser encontradas nas seguintes formas:

- Poeiras

Partículas sólidas em suspensão no ar, produzidas por ruptura mecânica de sólidos, com mais de 0,5 micras de diâmetro.

- Fumos

Partículas provenientes da volatilização de metais fundidos, com menos de 0,5 micras de diâmetro.

- Fumaças

Partículas de carvão e fuligem.

- Névoa

Gotículas resultantes da dispersão de líquidos - ação mecânica, com mais de 0,5 micras de diâmetro.

- Neblina

Gotículas resultantes da condensação de vapores, com menos de 0,5 micras de diâmetro .

- Vapor

Forma gasosa das substâncias químicas, que normalmente se encontram no estado sólido ou líquido, em condições ambientes de temperatura e pressão (25^0 C e 1 atm.).

- Gás

Substância que em condições ambientes de temperatura e pressão (25^0 C e 1 atm.) encontram-se no estado gasoso.

- Aerossóis

Partículas sólidas, ou líquidas, dispersas por um longo período de tempo no ar.

PARTE 5

CLASSIFICAÇÃO DAS SUBSTÂNCIAS QUÍMICAS EM RELAÇÃO AOS SEUS RISCOS - Diretrizes da União Européia (TRIVELATO, 2008)

Inflamáveis: Substâncias que podem pegar fogo na presença de uma fonte de ignição (chama, faísca, eletricidade estática, etc.). Podem ser: Extremamente inflamáveis (éter); Facilmente inflamáveis (gasolina); e Inflamáveis (querosene).

Explosivas: Substâncias ou misturas que apresentam riscos de explosão sob o efeito de uma chama, do calor, de um golpe ou fricção. Exemplos: TNT – trinitrotolueno; Ácido pícrico.

Comburentes ou Oxidantes: Substâncias que, em caso de incêndio, aumentam a violência da reação e favorecem a propagação rápida do fogo. Podem provocar incêndios espontâneos quando em contato com materiais combustíveis (oxigênio; ácido nítrico; água oxigenada concentrada - 30 vol.

Corrosivas: Substâncias que podem provocar lesões na pele – destruição de tecidos ou queimaduras - e atacar a madeira, os metais e matérias plásticas (ácido sulfúrico concentrado; ácido nítrico; soda cáustica).

Irritantes: Substâncias que podem provocar lesões na pele ou mucosas de natureza inflamatória (ácido sulfúrico diluído; água sanitária; solventes).

Muito tóxicas: são substâncias que, mesmo em doses muito pequenas, podem provocar danos graves ou mesmo a morte (trióxido de arsênico). **Tóxicas** (metanol, amoníaco, benzeno.

Nocivas: Substâncias que podem causar danos à saúde, mas, que em geral, não são imediatos. Somente em doses muito altas podem provocar a morte. (o que é difícil no ambiente de trabalho). A exposição repetida e prolongada pode provocar danos sérios à saúde (tolueno).
Nocivas ou Perigosas para o Meio Ambiente: Substâncias que podem causar danos à flora, fauna, população humana ou degradar o ambiente quando lançados no ar, solo ou águas (solventes clorados; CFCs; ácidos fortes; cianeto de sódio).

CLASSIFICAÇÃO DOS AGENTES QUÍMICOS SEGUNDO SEUS GRAUS DE RISCO (COSTA e COSTA, 2005)

Esta relação foi extraída da Classificação de Agentes Químicos da *National Fire Protection Association* - NFPA 704-m / USA.

Códigos de risco - normas "R"

1. Risco de explosão em estado seco
2. Risco de explosão por choque, fricção ou outras fontes de ignição
3. Grave risco de explosão por choque, fricção ou outras fontes de ignição
4. Forma compostos metálicos explosivos
5. Perigo de explosão pela ação do calor
6. Perigo de explosão com ou sem contato com o ar
7. Pode provocar incêndios
8. Perigo de fogo em contato com substâncias combustíveis
9. Perigo de explosão em contato com substâncias combustíveis
10. Inflamável
11. Muito inflamável
12. Extremamente inflamável
13. Gás extremamente inflamável
14. Reage violentamente com a água
15. Reage com água produzindo gases muito inflamáveis
16. Risco de explosão em mistura com substâncias oxidantes
17. Inflama-se espontaneamente em contato com o ar
18. Pode formar misturas vapor-ar explosivas
19. Pode formar peróxidos explosivos
20. Nocivo por inalação
21. Nocivo em contato com a pele
22. Nocivo por ingestão
23. Tóxico por inalação
24. Tóxico em contato com a pele
25. Tóxico por ingestão
26. Muito tóxico por inalação
27. Muito tóxico em contato com a pele
28. Muito tóxico por ingestão
29. Libera gases tóxicos em contato com a água
30. Pode inflamar-se durante o uso
31. Libera gases tóxicos em contato com ácidos

32. Libera gases muito tóxicos em contato com ácidos
33. Perigo de efeitos acumulativos
34. Provoca queimaduras
35. Provoca graves queimaduras
36. Irrita os olhos
37. Irrita o sistema respiratório
38. Irrita a pele
39. Risco de efeitos irreversíveis
40. Probabilidade de efeitos irreversíveis
41. Risco de grave lesão aos olhos
42. Probabilidade de sensibilização por inalação
43. Probabilidade de sensibilização por contato com a pele
44. Risco de explosão por aquecimento em ambiente fechado
45. Pode provocar câncer
46. Pode provocar dano genético hereditário
47. Pode provocar efeitos teratogênicos
48. Risco de sério dano à saúde por exposição prolongada

Códigos de segurança - normas "S"

1. Manter fechado
2. Manter fora do alcance das crianças
3. Manter em local fresco
4. Guardar fora de locais habitados
5. Manter em líquido inerte especificado pelo fabricante
6. Manter em gás inerte especificado pelo fabricante
7. Manter o recipiente bem fechado
8. Manter o recipiente em local seco
9. Manter o recipiente em local ventilado
10. Manter o produto em estado úmido
11. Evitar o contato com o ar
12. Não fechar hermeticamente o recipiente
13. Manter afastado de alimentos
14. Manter afastado de substâncias incompatíveis
15. Manter afastado do calor
16. Manter afastado de fontes de ignição
17. Manter afastado de materiais combustíveis
18. Manipular o recipiente com cuidado
19. Não comer nem beber durante a manipulação
20. Evitar contato com alimentos
21. Não fumar durante a manipulação
22. Evitar respirar o pó
23. Evitar respirar os vapores

24. Evitar o contato com a pele
25. Evitar o contato com os olhos
26. Em caso de contato com os olhos, lavar com
bastante água
27. Tirar imediatamente a roupa contaminada
28. Em caso de contato com a pele, lavar com
(especificado pelo fabricante)
29. Não descartar resíduos na pia
30. Nunca verter água sobre o produto
31. Manter afastado de materiais explosivos
32. Manter afastado de ácidos e não descartar na pia
33. Evitar a acumulação de cargas eletrostáticas
34. Evitar choque e fricção
35. Tomar cuidados para o descarte
36. Usar roupa de proteção durante a manipulação
37. Usar luvas de proteção apropriadas
38. Usar equipamento de respiração adequado
39. Proteger os olhos e rosto
40. Limpar corretamente os pisos e objetos
contaminados
41. Em caso de incêndio ou explosão, não respirar os
fumos
42. Usar equipamento de respiração adequado
(fumigações)
43. Usar o extintor correto em caso de incêndio
44. Em caso de mal-estar, procurar um médico
45. Em caso de acidente, procurar um médico
46. Em caso de ingestão, procurar um médico, levando
o rótulo do frasco ou o conteúdo
47. Não ultrapassar a temperatura especificada
48. Manter úmido com o produto especificado pelo
fabricante
49. Não passar para outro frasco
50. Não misturar com substâncias especificadas pelo
fabricante
51. Usar em áreas ventiladas
52. Não recomendável para uso interior em áreas de
grande superfície.

Exemplos:

- **GRAU 1 DE RISCO**

Substância   Normas "R"   Normas "S"

Substância	Normas "R"	Normas "S"
Ácido cítrico	36	25 – 26
Ácido crômico	8 – 35	28
EDTA	37	22
Ácido fosfomolíbdico	8 – 35	22 – 28
Sulfato de cobre II	22	20
Nitrato de prata	34	24 - 25 – 26
Cromato de potássio	36 – 37 - 38	22 – 28

- **GRAU 2 DE RISCO**

Substância	Normas "R"	Normas "S"
Ácido nítrico fumegante	8 – 35	23 - 26 – 36
Ácido sulfanílico	20 – 21 - 22	25 – 28
Amoníaco 25%	36 – 37 - 38	26
Anidrido acético	10 – 34	26
Anidrido carbônico	2	3 - 4 - 7 – 34
Sulfato de cádmio	23 – 25 - 33 - 40	13 - 22 – 44
Cianetos	26 - 27 - 28 - 32	1 - 7 - 28 - 29 – 45
Formalina	23 – 24 - 25 - 43	28
Nitrogênio – gás	2	3 - 4 - 7 – 34
O-toluidina	20 – 21	24 – 25
Oxigênio – gás	2 – 8 - 9	3 - 4 - 7 - 18 – 34
Timerosal	26 – 27 - 28 - 33	13 - 28 - 36 – 45

- **GRAU 3 DE RISCO**

Substância	Normas "R"	Normas "S"
Acetato de etila	11	16 - 23 - 29 – 33
Acetato de butila	11	9 - 16 - 23 – 33
Acetona	11	9 - 16 - 23 - 33
Ácido clorídrico	34 – 37	26
Ácido fórmico	35	23 – 26
Ácido lático	34	26 – 28
Ácido perclórico	5 – 8 - 35	23 - 26 – 36
Ácido sulfúrico	35	26 – 30
Ácido tricloroacético	35	24 - 25 – 26
Acrilamida	23 – 24 - 25 - 33	27 – 44
Álcool etílico	11	9 - 16 - 23 - 33 – 7
Álcool isobutílico	10 – 20	16

Álcool metílico	11 – 23 - 25	7 - 16 – 24
Amoníaco	10 – 23	7 - 9 - 16 – 38
Anilina	23 – 24 - 25 - 33	28 - 36 - 37 – 44
Benzeno	11 – 23 - 24 - 39	9 - 16 – 29
Tetracloreto de carbono	26 – 27 - 40	38 – 45
Clorofórmio	20	24 – 25
Fenol	24 – 25 - 34	28 – 44
Nitrobenzeno	26 – 27 - 28 - 33	28 - 36 - 37 – 45
Ozônio	9 – 23	17 - 23 – 24
Dicromato de potássio	36 – 37 - 38 - 43	22 – 28
Hidróxido de potássio	35	26 - 37 – 39
Permanganato de potássio	8 – 20 - 21 - 22	23 - 42
Tolueno	11 – 20	16 - 29 - 33
Xileno	10 – 20	24 – 25

- **GRAU 4 DE RISCO**

<u>Substância</u>	<u>Normas "R"</u>	<u>Normas "S"</u>
Acetileno	5 – 6 -12	9 - 16 - 33
Ácido acético	10 – 35	23 - 26
Ácido fluorídrico	26 – 27 - 28 – 35	7 – 9 - 26 - 36 - 37
Ácido pícrico	2 – 4 - 23 - 24 – 25	28 - 35 - 37 - 44
Ácidro sulfídrico	13 – 26	7 – 9 - 25 - 45
Azida sódica	28 – 32	28

EQUIPAMENTOS DE PROTEÇÃO INDIVIDUAL E EQUIPAMENTOS DE PROTEÇÃO COLETIVA (FILHO, 2008; COSTA e COSTA, 2019)

São equipamentos regulamentados pela Portaria Nº3214 – NR-6 do Ministério do Trabalho de 08/06/78, utilizados para prevenir e / ou minimizar acidentes.

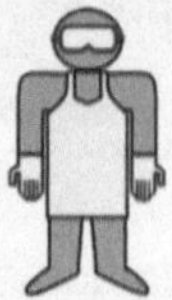

Equipamentos de proteção Individual

Observação: O uso de EPI obrigatório quando:

- As medidas de proteção coletiva forem tecnicamente inviáveis ou não oferecerem adequada proteção contra os riscos de acidentes de trabalho e/ou doenças profissionais e do trabalho*.
- As medidas de proteção coletiva estiverem ainda sendo implantadas.
- Atender a situações de emergência.

> *A doença profissional é aquela produzida ou desencadeada pelo exercício do trabalho, peculiar a determinada atividade, e a doença do trabalho é aquela adquirida, ou desencadeada, em função de condições especiais em que o trabalho é executado.

A utilização de um EPI, para que produza os efeitos desejáveis, envolve cuidados em relação a sua escolha. Deve-se observar, principalmente:

- O Certificado de Aprovação do EPI – CA.
- O nível de segurança necessário.
- A comodidade do indivíduo.
- A duração da exposição ao risco.
- A freqüência de exposição.
- Os possíveis agravos gerados.
- Adaptabilidade do EPI à constituição física do indivíduo.

Tipos de EPIs

Proteção para a cabeça

A cabeça deve ser devidamente protegida contra agentes meteorológicos (trabalho a céu aberto), impactos e também contra possíveis respingos de produtos perigosos. Dependendo da atividade, os EPIs recomendados são: capacetes, bonés, capuzes.

Proteção para os Olhos e Face

Os protetores faciais são destinados à proteção dos olhos e da face contra lesões ocasionadas por partículas, respingos, vapores de produtos químicos e radiações luminosas e intensas; os óculos de segurança, para trabalhos que possam causar ferimentos nos olhos, provenientes do impacto de partículas líquidas ou sólidas, ou poeiras, ou radiações perigosas, e, máscaras de soldador, utilizadas em trabalhos de soldagem e corte com arco elétrico, para proteção dos raios ultra-violeta e infra-vermelhos emitidos por esses processos. Trabalhadores que usam lente de contato devem se proteger adequadamente com óculos de proteção. Lentes de contato não são EPIs. Áqueles que utilizam óculos de grau, também devem fazer uso dessa alternativa.

Proteção Auditiva

Trabalhadores que executam trabalhos em ambientes com elevado nível de ruído, acima do estabelecido pela NR-15, devem usar regularmente protetores auriculares, que podem ser do tipo abafador ou plug (tampão). O uso simultâneo dos dois tipos é uma alternativa bastante praticada em ambientes ruidosos.

]Proteção para as Mãos

Luvas de proteção deverão ser usadas em trabalhos em que haja perigo de lesões provocadas por: materiais ou objetos escoriantes, abrasivos, cortantes ou perfurantes, produtos químicos corrosivos, cáusticos, tóxicos, alergênicos, solventes orgânicos e derivados de petróleo, materiais ou objetos aquecidos, equipamentos energizados, radiações perigosas. O quadro, a seguir, mostra a compatibilidade entre algumas substâncias químicas e tipos de luvas (LACEN / SC, 2000).

Substância	Látex	Neoprene	PVC	Nitrílica

Acetona	E	B	R	NR
Ac. Acético glacial	B	E	B	B
Ac. Clorídrico	E	E	E	E
Ac. Nítrico 70%	R	R	R	NR
Ac. Sulfúrico conc.	R	B	B	R
Água Sanitária	B	E	E	E
Álcool Etílico	E	E	E	E
Álcool Metílico	E	E	E	E
Clorofórmio	NR	R	R	B
Éter de Petróleo	NR	B	R	E
Fenol	E	E	B	NR
Formaldeído	E	E	E	R
Glicerina	E	E	E	E
Hidróxido de Sódio 50%	E	E	E	E
Nitrato de Sódio	E	E	E	E
Xileno	NR	R	B	B

Fonte: Lacen/SC (2000)

E: Excelente   B: Bom   R: Regular   NR: Não recomendada

Para trabalhos que envolvam temperaturas elevadas, é recomendado o uso de luva de kevlar*, que também é resistente a cortes (metais ou vidros).

*Kevlar é uma marca registrada da DuPont, para uma fibra sintética de aramida, que é um polímero resistente ao calor, e sete vezes mais resistente que o aço por unidade de peso. O kevlar é usado na fabricação de cintos de segurança, cordas, construções aeronáuticas e coletes à prova de bala e na fabricação de alguns modelos de raquetes de tênis e luvas.

Notas:

- Verificar a presença de furos antes de calçar as luvas.
- Não lavar ou desinfetar luvas de procedimento ou cirúrgicas para reutilização. O processo de lavagem pode ocasionar dilatação dos poros e aumentar a permeabilidade da luva. Agentes desinfetantes podem causar deterioração.

- Nunca tocar maçanetas, telefone, puxadores de armários e outros objetos de uso comum quando estiver de luvas e manuseando material biológico potencialmente contaminado, substâncias químicas ou radioativas.
- O uso de cremes de proteção é adequado para trabalhadores que manipulam substâncias químicas e que não podem usar luvas em função de problemas alérgicos.

Proteção para o Tronco

Em atividades onde existe a possibilidade do contato de algum agente de risco com o corpo, é recomendável o uso de roupas leves, como macacão, aventais (estes, por serem utilizados por cima de outra roupa pode ser de PVC, borracha ou polietileno), jalecos, calça, camisa de manga longa, feitos de tecido não sintético, de preferência de algodão.

Proteção para os Pés e Pernas

Todos os funcionários devem trabalhar calçados, proibindo-se o uso de tamancos e sandálias. São os seguintes os equipamentos: botas impermeáveis de PVC, para trabalhos de concretagem e eliminação de riscos de trabalhos realizados em lugares demasiadamente úmidos, lamacentos ou encharcados; sapatos ou botas de segurança, para trabalhos em que haja perigo de queda de material e objetos pesados sobre o peito do pé ou artelhos; botas de couro com cano longo, para trabalhos de campo; perneiras de raspa, para trabalhos de soldagem e corte a quente e fundição; calçados de couro, para os demais tipos de trabalho.

O uso de tênis deve ser proibido em locais onde se manuseia produtos corrosivos. Antes de utilizar qualquer calçado ou bota, é conveniente colocar no seu interior talco anti-séptico para evitar a liberação de odores desagradáveis. O uso de meias grossas também é uma boa prática.

Importante: para se evitar micoses, frieiras ou outros machucados, mantenha sempre bem secos os espaços entre os dedos.

Proteção Respiratória

Respiradores contra poeiras, devem ser usados em trabalhos que impliquem em produção dessas substâncias; máscaras para jato de areia, para trabalhos de limpeza por abrasão, através de jato de areia; respiradores e máscaras de filtro químico para trabalhos que ofereçam riscos provenientes de ocorrência de poluentes atmosféricos em concentrações prejudiciais à saúde (o filtro a ser utilizado deve ser estudado caso a caso, e para isto é importante o contato com fornecedores desses EPIs).

A vida útil de um filtro químico depende normalmente dos seguintes fatores: qualidade, uniformidade do agente químico, condições variáveis de exposição, concentração do contaminante, ritmo respiratório, umidade e temperatura do ar ambiente, entre outros. **A questão do uso do jaleco no contexto das substâncias químicas**

O jaleco é um EPI, e muitos profissionais e estudantes o usam corretamente, mas outros, o usam além do espaço ocupacional, como na rua, restaurantes, ônibus, entre outros locais.

Em relação aos cuidados referentes ao uso do jaleco, encontramos muita literatura, mas, praticamente todas, relacionadas a agentes biológicos e riscos de contaminação (CARVALHO et al, 2009).

Segundo Miguel (2007, s.p.)

> Os profissionais da área da saúde trabalham com bactérias, muitas delas patogênicas e com a resistência aumentada; vírus, radioatividade, substâncias químicas perigosas, entre outras. "Utilizam o jaleco como vestimenta complementar, sem nunca parar para pensar no que podem estar transportando de seus laboratórios, consultórios ou hospitais para as ruas. Nesses jalecos podem estar depositados todos os microrganismos e substâncias advindas de seu objeto de trabalho", enfatiza o professor.

A associação de agentes químicos ao jaleco, ainda é um tema que necessita de estudos. Não é raro encontrarmos alunos, principalmente de escolas técnicas, que utilizam o jaleco em ônibus e o odor característico de substâncias químicas, provavelmente, oriundo de aulas práticas em laboratórios, é sentido de forma intensa. Esse jaleco, com certeza será lavado em casa juntamente com outras roupas. Até que ponto isso poderá gerar algum agravo à saúde?

Além dos jalecos descartáveis, existem àqueles de algodão com tratamento hidro-repelente, que ajudam a evitar o molhamento e a passagem do produto tóxico para o interior da roupa, sem impedir a transpiração, tornando o equipamento confortável. Os tecidos devem ser claros, para reduzir a absorção de calor e ser de fácil lavagem, para permitir a sua reutilização.

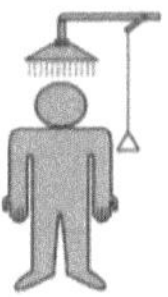

Equipamentos de Proteção Coletiva – EPC

Alguns tipos de EPCs

Capela de Segurança Química

É o equipamento que faz a exaustão dos vapores provenientes de substâncias químicas que estão sendo manipuladas no seu interior. Qualquer atividade em capela química deve ser monitorada, principalmente quando se faz uso de equipamentos que geram calor ou chamas. Ao final do trabalho, deve-se limpar a superfície interna da capela e verificar se os equipamentos elétricos e bicos de gás estão desligados. Não estocar produtos no interior das capelas. Verificar periodicamente, com o pessoal da manutenção, se a exaustão está funcionando de forma adequada. As janelas das capelas devem ser mantidas com o mínimo de abertura possível, mantendo-se o rosto distante da abertura da capela. Em caso de paralização do sistema de exaustão (LACEN / SC, 2000):

- Interromper o procedimento imediatamente, fechando pontos de gases, desligando equipamentos, e outras fontes;
- Fechar a janela da capela;
- Colocar respirador contra gases, quando o reagente utilizado for tóxico;
- Avisar a chefia do local e alertar o pessoal do laboratório;
- Só reiniciar a análise após análise do local e aprovação do pessoal de manutenção.

Ao trabalhar com ácido perclórico, utilize capelas específicas para esse fim. Essas capelas devem ser revestidas de aço inoxidável (internamente) e dotadas de um sistema hidráulico em que gases exauridos passam por uma nova cortina de água, promovendo a dissolução/remoção de vapores de ácido perclórico, evitando assim o contato com os dutos (em geral de PVC) e a dispersão na atmosfera. As paredes da capela devem ser lavadas internamente após cada dia de uso.

> Ácido perclórico é particularmente perigoso porque explode em contato com materiais orgânicos. Evite o contato com mesas ou bancadas de madeira. Mantenha os frascos de ácido perclórico em bandejas de vidro ou cerâmica que tenham um volume suficiente para conter o volume do frasco em caso de derrame.

Chuveiro de emergência

É um chuveiro que deve ser usado em caso de acidentes com produtos químicos e fogo. Deve ser colocado em local de fácil acesso e é acionado por alavancas de mãos, cotovelos ou joelhos. O local deve ser dotado de saída de esgoto. Devem ser inspecionados e testados periodicamente. Devem ser alimentados com água de boa qualidade e de fonte ininterrupta.

Lava-olhos

É utilizado para lavagem dos olhos em casos de respingos ou salpicos acidentais. Pode fazer parte do chuveiro de emergência ou ser do tipo frasco lava olhos.

Mantas corta-fogo

As mantas corta-fogo são fabricadas com tecidos especiais não combustíveis e são empregadas em casos de incêndios, em que um líquido em chama é espirrado nas vestimentas do trabalhador. A extinção do fogo se dá por abafamento. Da mesma forma que os outros Equipamentos de proteção Coletiva, devem estar disponíveis em local de fácil acesso e todos devem ser treinados para a sua utilização.

Extintores de incêndio

São utilizados para o combate a incêndios. Ver capítulo "Prevenção de Incêndios".

PARTE 7

INCOMPATIBILIDADE QUÍMICA

A lista abaixo contém uma relação de produtos químicos que, devido às suas propriedades químicas, podem reagir violentamente entre si.

Acetileno	Cloro, bromo, flúor, cobre, prata e mercúrio
Ácido acético	Óxido de cromo (VI), ácido nítrico, ácido perclórico, peróxidos e permanganatos, ácido crômico, etileno glicol, compostos hidroxílicos
Ácido cianídrico	Ácido nítrico, álcalis
Ácido fluorídrico	Amônia (aquosa ou anidra), vidro
Ácido nítrico	Ácido acético, anilina, óxido de cromo (VI), cianeto de hidrogênio, carbono sulfato, sulfeto de hidrogênio, líquidos e gases combustíveis, cobre, bronze e metais pesados
Ácido oxálico	Prata e sais de mercúrio
Ácido perclórico	Anidrido acético, bismuto e ligas de bismuto, álcoois, papel e madeira
Ácido sulfúrico	Potássio clorato e perclorato de potássio, permanganato de potássio (e compostos similares de metais leves, como sódio e lítio)
Acetona	Ácido sulfúrico concentrado e misturas de ácido nítrico
Água	Cloreto de acetila, metais alcalinos e alcalino terrosos, seus hidritos e óxidos, peróxido de bário, carbetos, ácido crômico, oxicloreto de fósforo, pentacloreto de fósforo, pentóxido de fósforo, ácido sulfúrico, trióxido de enxofre
Alumínio, compostos de	Hidrocarbonos clorados, halogênios, dióxido de carbono, ácidos orgânicos
Amoníaco, gás de	Mercúrio, cloretos, hipoclorito de cálcio, iodetos, brometos, ácido fluorídrico
Amônio, Nitrato de	Ácidos, metais em pó, líquidos combustíveis, enxofre, substâncias orgânicas
Anilina	Ácido nítrico, peróxido de hidrogênio
Arsenicais	Agentes redutores
Alumínio, compostos de	Hidrocarbonetos clorados, halogênios, dióxido de carbono, ácidos orgânicos

Amoníaco, gás de	Mercúrio, cloretos, hipoclorito de cálcio, iodetos, brometos, ácido fluorídrico
Amônio, Nitrato de	Ácidos, metais em pó, líquidos combustíveis, enxofre, substâncias orgânicas
Anilina	Ácido nítrico, peróxido de hidrogênio
Arsenicais	Agentes redutores
Azidas	Ácidos
Bromo	Amônia, acetileno, butadieno, hidrocarbonos, hidrogênio, sódio, metais finamente divididos, terebintina, benzina de petróleo, benzeno e outros hidrocarbonetos
Carbonato de cálcio	Água e álcool
Carvão ativado	Hipoclorito de cálcio e agentes oxidantes
Cianetos	Ácidos
Clorados	Sais de amônia, ácidos, materiais combustíveis, metal pó, enxofre, orgânicos finamente divididos ou materiais combustíveis
Clorato de potássio	Sais de amônia, ácidos, metais em pó, enxofre, substâncias orgânicas
Clorato de sódio	Ácidos, sais de amônio, materiais oxidáveis, enxofre
Cloro	Amônia, acetileno, butadieno, hidrocarbonos, hidrogênio, sódio, metais finamente divididos, terebintina, benzina de petróleo, benzeno e outros hidrocarbonetos
Cobre	Acetileno, peróxido de hidrogênio
Cromo (VI), óxido de	Ácido acético, naftaleno, glicerina, benzina de petróleo, álcoois, líquidos combustíveis
Cumol	Ácidos orgânicos e inorgânicos
Dióxido de cloro	Amônia, metano, fosfito, sulfito de hidrogênio
Fósforo	Enxofre, compostos que contenham oxigênio (Ex. Cloratos)
Flúor	Armazenar separadamente
Fósforo (branco)	Ar, oxigênio, álcalis, agentes redutores
Hidrocarbonetos	Flúor, cloro, bromo, óxido de cromo (VI), peróxido de sódio
Hidrogênio, fluoreto de	Amoníaco (gás de laboratório em solução)
Hidrogênio, peróxido de	Cobre, cromo, ferro, metais em geral, álcoois, acetona, substâncias orgânicas em geral, anilina, nitrometano, substâncias combustíveis sólidas e líquidas

Hidrogênio, sulfeto de	Ácido nítrico fumegante, gases oxidantes
Hipocloritos	Ácidos, carvão ativado
Inflamáveis (líquidos)	Nitrato de amônio, ácido crômico, peróxido de hidrogênio, ácido nítrico, halogênios, peróxido de sódio
Iodo	Acetileno, amônia (aquosa ou anidra), hidrogênio
Mercúrio	Acetileno, ácido fulmínico, amônia
Metais alcalinos	Água, tetracloreto de carbono e outros alcanos halogenados, dióxido de carbono, halogênios, álcoois, aldeídos, cetonas, ácidos
Nitratos	Ácido sulfúrico
Nitrato de amônio	Ácidos, metais finamente divididos, líquidos inflamáveis, cloratos, nitratos, enxofre, materiais orgânicos ou combustíveis finamente divididos
Nitritos	Cianeto de sódio ou de potássio
Nitroparafinas	Bases inorgânicas, aminas
Oxigênio	Óleos, graxas, hidrogênio, gases, sólidos ou líquidos inflamáveis
Pentóxido de fósforo	Água
Permanganato de potássio	Glicerol (glicerina), etilenoglicol, benzaldeído, ácido sulfúrico
Peróxidos, orgânicos	Ácidos (orgânicos ou inorgânicos), evite atrito, estocar em local fresco
Prata	acetileno, ácido oxálico, ácido tartárico, compostos de amônio, ácido fulmínico
Potássio, perclorato de	Sais de amônia, ácidos, metais em pó, enxofre, substâncias orgânicas
Sódio, peróxido de	Metanol, etanol, ácido acético, anidrido acético, benzaldeído, glicerina, etilenoglicol, acetato de etila, acetato de metila, furfural
Selenidios	Agentes redutores
Sulfetos	Ácidos
Telurídios	Agentes redutores

Fonte: Prudent Practices for Handling Hazadous Chemicals in Laboratories, National Research Council, Washington, D.C., 1995 (www.univates.br).

PARTE 8

CUIDADOS NA COMPRA DE SUBSTÂNCIAS QUÍMICAS

A compra de qualquer substância química tem um papel de extrema importância no que se refere à prevenção de acidentes.

A gerência da empresa deve garantir ao usuário, que a substância em uso está em perfeitas condições, para que a resposta esperada no processo seja alcançada, além da própria segurança do indivíduo em questão. Para tanto é importante adquirir reagentes de firmas que possuem controle de qualidade, e exigir o certificado de qualidade.

Essas preocupações devem ter o seu início no processo de compra dessas substâncias, sendo algumas recomendações importantes:

- Deve haver uma integração entre o setor de compra e o setor usuário;
- Todas às substâncias químicas utilizadas na empresa devem ser detalhadamente caracterizadas em relação aos seus riscos potenciais.
- As especificações para a compra devem ser às mais completas possíveis.

PARTE 9

ROTULAGEM DE SUBSTÂNCIAS QUÍMICAS

A rotulagem e a marcação de recipientes que contenham substâncias químicas, por intermédio de símbolos e textos de avisos, são precauções essenciais de segurança que a empresa deve adotar. Os rótulos ou etiquetas devem conter informações que sejam necessárias para que o produto ali contido seja tratado com toda a segurança possível. Exemplos de dados que devem constar em um rótulo de produtos químicos e se possível, também em frascos contendo soluções químicas:

- Nome do produto
- Fornecedor
- Concentração
- Cuidados
- Antídotos
- Incompatibilidades
- Outros

Os rótulos têm como objetivos:

- Informar o usuário do produto;
- Evitar confusões e erros de manipulação;
- Ajudar a organizar a prevenção;
- Auxiliar a compra dos produtos;
- Auxiliar da armazenagem dos produtos;
- Auxiliar a gestão de resíduos e a proteção do ambiente.

É prática perigosa utilizar frasco de um produto rotulado para guardar qualquer outro diferente. Isto pode causar um grave acidente. Colocar nova etiqueta sobre a antiga, também o é.

Para uma embalagem sem rótulo, não se deve adivinhar o que há em seu interior. Se não houver possibilidade de identificação, é melhor providenciar o descarte do produto através de firmas especializadas.

Existem vários sistemas de rotulagem para produtos perigosos, entre eles temos o Diagrama de Hommel, desenvolvido pela NFPA (*National Fire Protection Association*), o HMIS *(Hazardous*

Materials Identification System), desenvolvido pela NPCA *(National Paint and Coatings Association)*, o Sistema ONU, entre outros.

- O Diagrama de Hommel é um sistema padrão, de fácil reconhecimento e entendimento, empregado para indicar a toxidade, a inflamabilidade, a reatividade e o grau de periculosidade de produtos químicos. É representado pela figura:

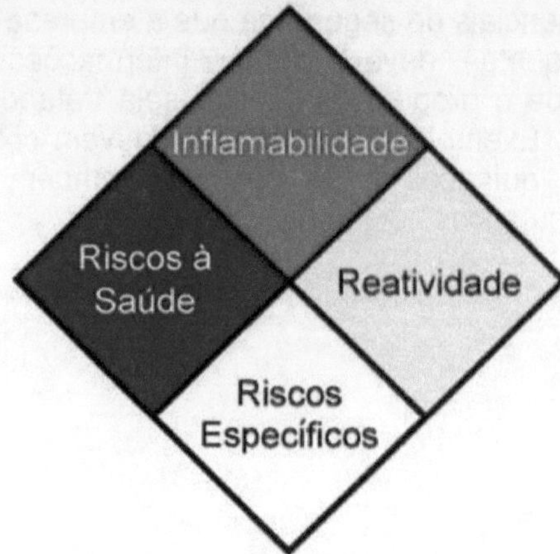

VERMELHO – INFLAMABILIDADE

4 – Gases inflamáveis, líquidos muito voláteis, materiais pirotécnicos
3 – Produtos que entram em ignição a temperatura ambiente
2 – Produtos que entram em ignição quando aquecidos moderadamente
1 – Produtos que precisam ser aquecidos para entrar em ignição
0 – Produtos que não queimam

AZUL – PERIGO PARA SAÚDE

4 – Produto Letal
3 – Produto severamente perigoso
2 – Produto moderadamente perigoso
1 – Produto levemente perigoso
0 – Produto não perigoso ou de risco mínimo

AMARELO – REATIVIDADE

4 – Capaz de detonação ou decomposição com explosão a temperatura ambiente
3 – Capaz de detonação ou decomposição com explosão quando

exposto a fonte de energia
severa
2 – Reação química violenta possível quando exposto a temperaturas
e/ou pressões elevadas
1 – Normalmente estável, porém pode se tornar instável quando
aquecido
0 – Normalmente estável

BRANCO – RISCOS ESPECIAIS

OXY Oxidante forte
ACID Ácido forte
ALK Alcalino forte
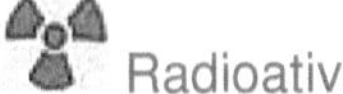 Evite o uso de água

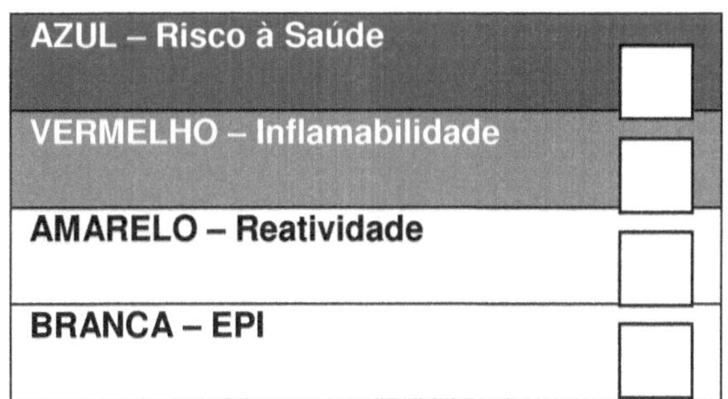 Radioativo

- O HMIS é um sistema que utiliza barras de quatro cores e um espaço na parte superior, onde deve estar impresso o nome do produto químico. Há uma barra branca para indicação do equipamento de proteção individual (EPI) adequado, e as seguintes categorias de classificação de risco: risco á saúde (azul), inflamabilidade (vermelho) e reatividade (amarelo), conforme figura a seguir:

AZUL – Risco à Saúde	
VERMELHO – Inflamabilidade	
AMARELO – Reatividade	
BRANCA – EPI	

As classificações para determinado produto químico das categorias AZUL, VERMELHO e AMARELO, podem ser:

0........ Risco mínimo;
1........ Risco leve;
2........ Risco moderado;
3........ Sério risco;
4........ Grave risco.

O Equipamento de Proteção Individual apropriado para o risco do produto químico (COR BRANCA) pode ser classificado da seguinte maneira:

Risco de 0 a 4

0 – Não necessita EPI
I – óculos
II – luva e óculos
III – luva, óculos e avental
IV – máscara, luva e avental

Exemplo de uma rotulagem HMIS, para o produto acetona:

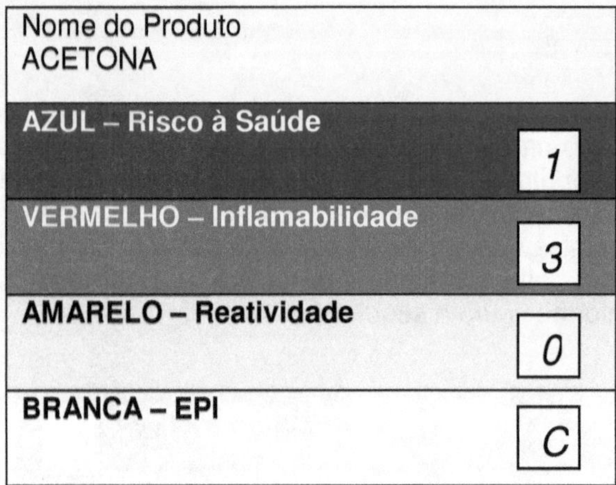

- O Sistema de Classificação de Riscos da ONU é utilizado no transporte rodoviário de produtos perigosos. No Brasil está regulamentado pela Portaria Nº 204/97 do Ministério dos Transportes.

Sistema de Classificação de Riscos da ONU

- Classe 1 – Explosivos

Subclasse 1.2: Substâncias e artefatos com risco de projeção
Subclasse 1.3: Substâncias e artefatos com risco predominante de fogo
Subclasse 1.4: Substâncias e artefatos que não apresentam risco significativo
Subclasse 1.5: Substâncias pouco sensíveis

- Classe 2 - Gases Comprimidos, Liquefeitos, Dissolvidos sob pressão ou altamente refrigerados

  Subclasse 2.1: Gases inflamáveis
  Subclasse 2.2: Gases não inflamáveis/Gases não tóxicos
  Subclasse 2.3: Gases tóxicos
  Subclasse 2.4: Gases venenosos (Canadá)

- Classe 3 - Líquidos Inflamáveis

- Classe 4 - Sólidos Inflamáveis; Substâncias sujeitas à combustão espontânea

  Subclasse 4.1: Sólidos inflamáveis
  Subclasse 4.2: Substâncias sujeitas à combustão espontânea
  Subclasse 4.3: Substâncias que, em contato com a água, emitem gases inflamáveis

- Classe 5 - Substâncias Oxidantes; Peróxidos Orgânicos

  Subclasse 5.1: Substâncias oxidantes
  Subclasse 5.2: Peróxidos orgânicos

- Classe 6 - Substâncias Tóxicas; Substâncias Infectantes

  Subclasse 6.1: Substâncias tóxicas
  Subclasse 6.2: Substâncias infectantes

- Classe 7 - Substâncias Radioativas

- Classe 8 – Corrosivos

- Classe 9 - Substâncias Perigosas Diversas

Exemplos de Rótulos de Risco, de acordo com a classificação de riscos da ONU

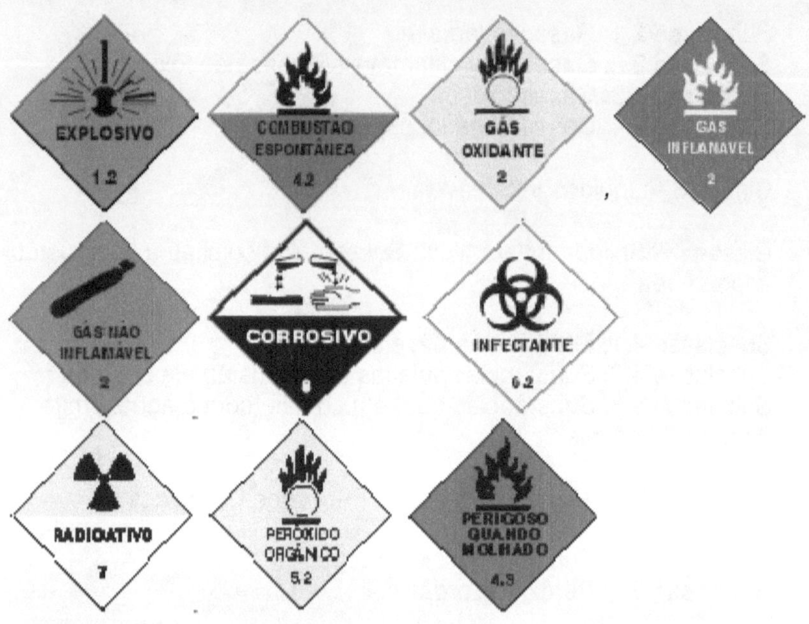

Números de Risco da ONU (ABIQUIM, 2002)

0	Gás inerte
22	Gás refrigerado
223	Gás refrigerado inflamável
225	Gás refrigerado oxidante
23	Gás inflamável
236	Gás inflamável tóxico
239	Gás inflamável que pode conduzir espontaneamente à reação violenta
25	Gás oxidante
26	Gás tóxico
265	Gás tóxico oxidante

266	Gás altamente tóxico
268	Gás tóxico corrosivo
286	Gás corrosivo tóxico
30	Líquido inflamável
323	Líquido inflamável que reage com água emitindo gases inflamáveis
X323	Líquido inflamável que reage perigosamente com água emitindo gases Inflamáveis
33	Líquido altamente inflamável (ponto de fulgor abaixo de 21°C)
333	Líquido pirofórico (extremamente inflamável)
X333	Líquido pirofórico (extremamente inflamável) que reage violentamente com água
336	Líquido altamente inflamável tóxico
338	Líquido altamente inflamável corrosivo
X338	Líquido altamente inflamável corrosivo que reage perigosamente com água
339	Líquido altamente inflamável que pode conduzir espontaneamente à reação violenta
36	Líquido tóxico que libera calor
362	Líquido inflamável que emite gases inflamáveis
X362	Líquido inflamável tóxico que reage perigosamente com água emitindo gases inflamáveis
38	Líquido corrosivo que libera calor
382	Líquido inflamável corrosivo que reage com água emitindo gases inflamáveis
X382	Líquido inflamável corrosivo que reage perigosamente com água emitindo gases inflamáveis
39	Líquido inflamável que pode conduzir espontaneamente à reação violenta
40	Sólido inflamável que libera calor
423	Sólido inflamável que reage com água emitindo gases inflamáveis
X423	Sólido inflamável que reage perigosamente com água emitindo gases inflamáveis
44	Sólido inflamável em estado fundido à temperatura elevada
446	Sólido inflamável tóxico em estado fundido à temperatura eleva
46	Sólido inflamável tóxico
462	Sólido tóxico que reage com água emitindo gases inflamáveis
48	Sólido inflamável corrosivo
482	Sólido inflamável corrosivo que reage com água emitindo gases inflamáveis

50	Substância oxidante
539	Peróxido orgânico inflamável que pode conduzir espontaneamente à reação violenta
55	Substância fortemente oxidante
556	Substância fortemente oxidante tóxica
558	Substância fortemente oxidante corrosiva
559	Substância fortemente oxidante que pode conduzir espontaneamente à reação violenta
56	Substância oxidante tóxica
568	Substância oxidante tóxica corrosiva
58	Substância oxidante corrosiva
59	Substância oxidante que pode conduzir espontaneamente à reação violenta
60	Substância tóxica
63	Substância tóxica inflamável (ponto de fulgor entre 21^0C e 55^0C)
638	Substância tóxica inflamável corrosiva (ponto de fulgor entre 21^0C e 55^0C)
639	Substância tóxica inflamável (ponto de fulgor entre 21^0C e 55^0C) que pode conduzir espontaneamente à reação violenta
66	Substância altamente tóxica
663	Substância altamente tóxica (ponto de fulgor não acima de 55^0C)
68	Substância tóxica corrosiva
69	Substância tóxica que pode conduzir espontaneamente à reação violenta
70	Material radioativo
72	Gás radioativo
723	Gás radioativo inflamável
73	Líquido radioativo inflamável (ponto de fulgor não acima de 55^0C)
74	Sólido radioativo inflamável
75	Material radioativo oxidante
76	Material radioativo tóxico
78	Material radioativo corrosivo
80	Substância corrosiva ou ligeiramente corrosiva
X80	Substância corrosiva ou ligeiramente corrosiva que reage perigosamente com água
83	Substância corrosiva ou ligeiramente corrosiva (ponto de fulgor entre 21^0C e 55^0C)
X83	Substância corrosiva ou ligeiramente corrosiva inflamável (ponto de fulgor entre 21^0C e 55^0C) que reage perigosamente com água

839	Substância corrosiva ou ligeiramente corrosiva inflamável (ponto de fulgor entre 21ºC e 55ºC) que pode conduzir espontaneamente à reação violenta
X839	Substância corrosiva ou ligeiramente corrosiva inflamável (ponto de fulgor entre 21ºC e 55ºC) que pode conduzir espontaneamente à reação violenta reagindo perigosamente com água
85	Substância corrosiva ou ligeiramente corrosiva oxidante
856	Substância corrosiva ou ligeiramente corrosiva oxidante tóxica
86	Substância corrosiva ou ligeiramente corrosiva tóxica
88	Substância altamente corrosiva
X88	Substância altamente corrosiva que reage perigosamente com água
883	Substância altamente corrosiva inflamável (ponto de fulgor entre 21ºC e 55ºC)
885	Substância altamente corrosiva oxidante
886	Substância altamente corrosiva tóxica
X886	Substância altamente corrosiva tóxica que reage perigosamente com água
89	Substância corrosiva ou ligeiramente corrosiva que pode conduzir espontaneamente à reação violenta
90	Substância perigosa diversa

No Brasil, a Agência Nacional de Transporte Terrestre (ANTT) pelo Anexo da Resolução Nº420/04, alterado pela Resolução Nº1644, de 26 de setembro de 2006, estabeleceu instruções complementares ao Regulamento do Transporte Terrestre de Produtos Perigosos, que teve como base para as rodovias, a 11ª e a 12ª edições do Orange Book da ONU e para as ferrovias a versão ferroviária do Acordo Europeu do Regulamento Internacional de Transporte Terrestre de Produtos Perigosos. A Resolução Nº420, além de publicar as informações gerais dos produtos esclarece seus números ONU e de risco, a classe de risco e o risco subsidiário.

Número ONU para produtos químicos é um código, composto por números, que é atribuído a cada produto químico produzido. A relação desses números encontra-se na Resolução Nº420 da ANTT, de 2004.

Orange Book: O Orange Book estabelece as exigências necessárias ao transporte de produtos perigosos, servindo de referência conceitual para a elaboração de legislações em diversos países e sendo base normativa para o desenvolvimento de normas específicas para cada modal de transporte. As recomendações presentes neste documento visam minimizar os riscos existentes durante o transporte de produtos perigosos e promover uma harmonização da classificação e da comunicação mundial neste campo. A 1ª edição deste código foi publicada em 1956 e, devido ao desenvolvimento da tecnologia e as constantes mudanças nas necessidades dos usuários, ele é regularmente revisado e atualizado (PLANITOX, s.d.).

Exemplos de rotulagem para o transporte de produtos perigosos, por via terrestre:

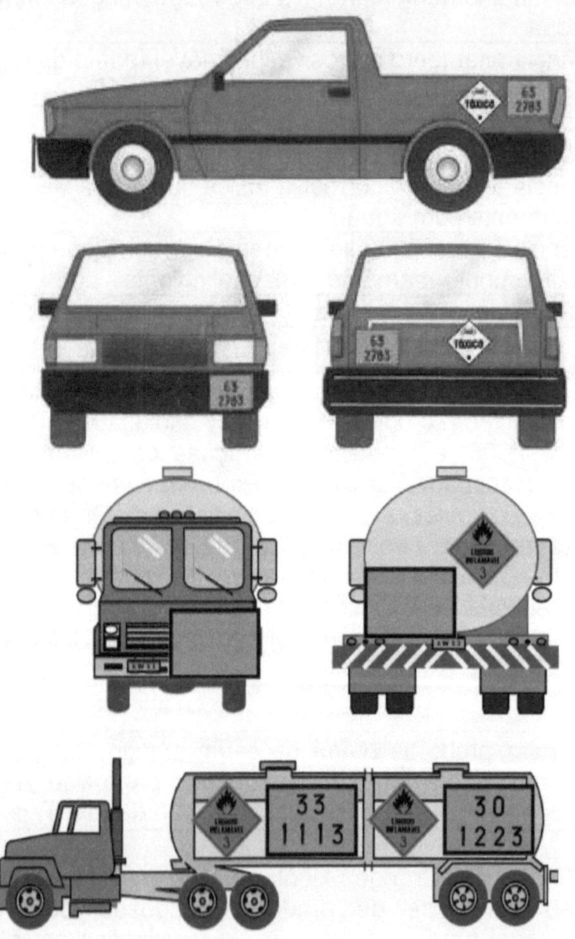

O Sistema Harmonizado Globalmente para a Classificação e Rotulagem de Produtos Químicos (*The Globally Harmonized System of Classification and Labelling of Chemicals – GHS*)

Está em implantação em quase todo o mundo o **GHS** (*The Globally Harmonized System of Classification and Labelling of Chemicals* - Sistema Harmonizado Globalmente para a Classificação e Rotulagem de Produtos Químicos), que pretende estabelecer critérios para a classificação de risco das substâncias químicas e de suas formulações.

A classificação das substâncias químicas abrangerá todos os tipos de produtos químicos e será baseada em suas propriedades intrínsecas relacionadas a perigo. A criação do GHS foi estabelecida, em 1990, pela OIT (Organização Internacional do Trabalho), quando a Convenção Nº170 e a Recomendação Nº177, que dizem respeito à segurança na utilização de produtos químicos, foram elaboradas e adotadas.

Em todo o mundo, existem muitos sistemas diferentes de classificação e rotulagem de produtos químicos. Consequentemente, a mesma substância pode ser classificada simultaneamente como tóxica, não perigosa ou prejudicial para a saúde – dependendo do país em que a classificação foi feita.

O GHS foi desenvolvido ao nível das Nações Unidas para harmonizar esses diferentes sistemas. Todos os estados membros da União Européia adotaram o GHS nos finais de 2008. Os estados da UE dispõem até ao dia 1 de dezembro de 2010 e 1 de junho de 2015, respectivamente, para classificar e rotular todas as substâncias e misturas, de acordo com os novos critérios do GHS.

No Brasil, o grupo que trata da implantação do GHS, terá prazo de três anos, a contar de sua instalação (abril de 2009), para conclusão dos seus trabalhos, prorrogável por igual período, mediante justificativa apresentada pelo seu coordenador ao Ministro de Estado do Desenvolvimento, Indústria e Comércio Exterior (MDICE, 2009).

Alguns exemplos de símbolos utilizados pelo GHS:

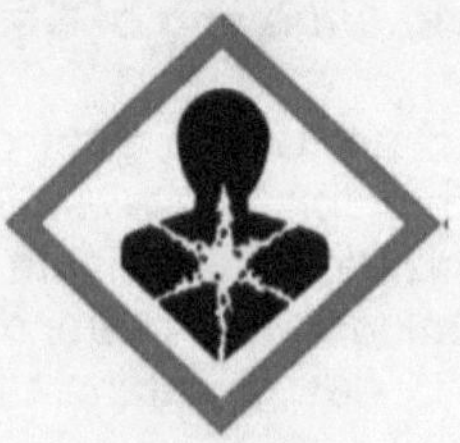

Carcinogênico, Toxicidade à reprodução, Mutagenicidade

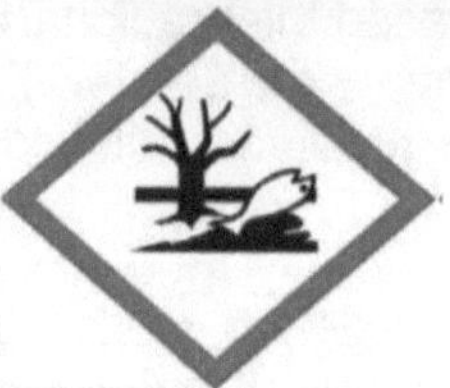

Perigoso para o meio ambiente

Irritante, Toxicidade aguda

Toxicidade aguda severa

Corrosivos

Gases sob pressão

Oxidantes, Peróxidos orgânicos

Inflamáveis, Auto-reativos, Pirofóricos,
Auto-Aquecíveis, Emite gás inflamável

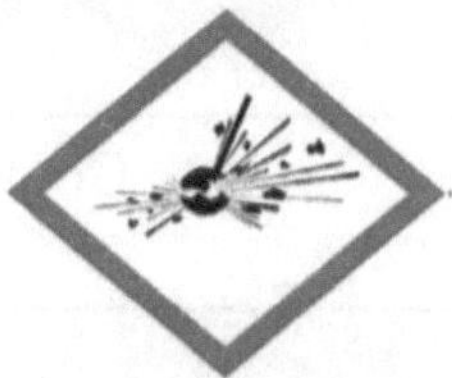

Explosivos, reativos, Peróxidos orgânicos

Os documentos do sistema GHS podem ser obtidos no site da
UNECE *(United Nations Economics Commission for Europe Globally
Harmonized System of Classification and Labelling of Chemicals*:
http://www.unece.org/trans/danger/publi/ghs/ghs_rev02/02files_e.html

O texto em português da ABIQUIM sobre o GHS pode ser obtido em:
http://www2.unitar.org/cwm/publications/cbl/ghs/Documents_2ed/F_G
uidance_Awareness_Raising_and_Training_Materials/226_Brasil_GH
S-Guidance-doc.pdf
ou em: www.anvisa.gov.br/reblas/publica.htm

PARTE 10

ARMAZENAMENTO DE PRODUTOS QUÍMICOS

A armazenagem de substâncias químicas pode ser feita no interior do próprio local de uso, ou em almoxarifados. Todas as empresas, instituições de saúde, instituições de ensino, entre outras, possui um almoxarifado, ou, pelo menos, um pequeno local onde são armazenados materiais. Esses locais merecem especial atenção no que se refere a segurança e saúde no trabalho, em função dos possíveis agravos que podem gerar (COSTA e COSTA, 2005).

Almoxarifado é o local onde se estoca insumos, que são os materiais necessários à sustentação do processo e do próprio sistema produtivo, seja ele de bens, ou de serviços.

Não vai longe a época em que almoxarifado sugeria uma espécie de velho armazém, de ambiente escuro e ar poluído, onde se estocava, nem sempre de forma organizada, coisas velhas e coisas novas.

Esses ambientes, onde encontramos milhares de substâncias químicas, orgânicas e inorgânicas, equipamentos, papéis, plásticos, etc., estão sujeitos aos chamados "fenômenos da estocagem", ou seja, a ocorrência de oxidações, volatilizações, decomposições, etc, decorrentes, em grande parte, da umidade local, abafamento, ventilação deficiente, arrumação inadequada, etc. (ARAÚJO, 1987).

Cuidados em Almoxarifados

- Ao armazenar qualquer reagente, verificar sempre o quadro de incompatibilidades químicas.

- Procure, também, respeitar as regras básicas de estocagem: substâncias líquidas de grande volume nas partes baixas, inflamáveis em áreas separadas e isoladas, produtos de apoio, como: copos, papéis, insumos alimentícios, etc., em outros locais.

- Todo almoxarifado deve possuir uma área de quarentena, destinada a estocagem de produtos que estão em processo de controle de qualidade e ainda não liberados para uso. Além disso, é importante, também, uma área destinada a produtos reprovados, isto é, rejeitados pelo controle de qualidade ou que tenham seus prazos de validade vencidos. Mesmo em micro e pequenas empresas, não deixe de demarcar um espaço, devidamente identificado (uma pintura no piso, por exemplo), para esta área.

- Os almoxarifados devem ser devidamente sinalizados, indicando, inclusive, rotas de evacuação e telefones de emergência.

- Todos os almoxarifados devem possuir Equipamentos de Proteção Individual – EPIs (luvas, máscaras, protetores faciais, óculos de segurança, etc.) e Equipamentos de Proteção Coletiva – EPCs (extintores de incêndio, sprinklers, lavadores de olhos, sistemas de exaustão, etc).

- Lembre-se que a instituição é OBRIGADA a fornecer EPIs e os trabalhadores são OBRIGADOS a utilizarem.

- Todo almoxarifado deve possuir um sistema de controle do prazo de validade. Um produto com prazo de validade vencido, seja ele qual for, pode acarretar danos graves e, prejuízos econômicos a empresa.

- Em empresas que estocam grandes quantidades de caixas de papelão, papel e similares, é aconselhável que os funcionários do almoxarifado, trabalhem com máscaras de proteção contra partículas.

Um desenho adequado para armazenagem de produtos químicos, é o que se encontra na seguinte figura, segundo Cardoso (2009):

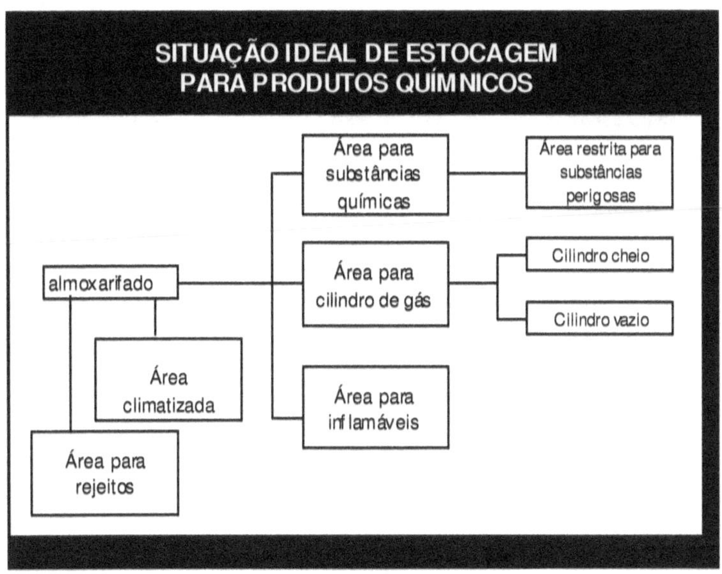

No interior de laboratórios deve-se estocar o menor número possível de substâncias químicas. Apenas a quantidade necessária para as atividades de rotina. Não usar armários debaixo de bancadas para essa armazenagem, e nem capelas químicas. Os produtos devem ser estocados em armários próprios, ou em locais ventilados, respeitando-se as incompatibilidades químicas.

PARTE 11

MOVIMENTAÇÃO DE SUBSTÂNCIAS QUÍMICAS

A movimentação de substâncias químicas é responsável por um grande número de acidentes nas empresas. O foco desses acidentes não se encontra necessariamente nos almoxarifados, mas em todas as partes onde substâncias químicas são movimentadas. Portanto ao movimentar (transportar) substâncias químicas, considerar (COSTA e COSTA, 2005):

- O que vai ser Movimentado?

  Este é o mais importante dos fatores. É imperativo que se conheça o tipo de carga a ser movimentada. Sem este conhecimento, será impossível determinar a melhor forma e o tipo de EPI a ser utilizado.

- Em que Direção?

  Conhecida a natureza da carga é mister que se saiba em que direção ela vai ser movimentada, de modo a se determinar a largura de corredores, desobstrução de passagens e desimpedimento de áreas.

- Frequência?

  Programas especiais devem ser adotados nos casos de movimentação contínua de materiais. Nas movimentações isoladas, ou a intervalos periódicos, o programa deverá ser estabelecido antes do início da operação.

- Volume / Peso / Distância?

  Esses fatores são importantes para a determinação do sistema de movimentação a ser empregado. Se a distância for grande, poderá ser melhor um sistema mecânico, ao passo que, se o material for de pequeno volume para curtas distancias, equipamentos manuais poderão ser mais indicados, levando-se em consideração também o seu peso.

Fatores gerais que devem ser observados no processo de movimentação de substâncias químicas:

- Boas práticas de higiene do operador;
- Uso de EPIs adequados;
- Existência de EPCs;
- Incompatibilidade dos diferentes produtos que estão sendo transportados;
- O transporte de frascos de produtos químicos deve ser feito com critério, e com uso de equipamentos adequados (carrinhos).

PARTE 12

AS FICHAS DE SEGURANÇA DE PRODUTOS QUÍMICOS - FISPQ

A FISPQ (Ficha de Informação de Segurança de Produto Químico) é regulada pela NBR 14725, segundo o Decreto Nº 2.657 de 03/07/1998, que promulga a Convenção nº 170 da Organização Internacional do Trabalho - OIT. Ela fornece informações sobre vários aspectos desses produtos químicos (substâncias ou preparados) quanto à proteção, à segurança, à saúde, ao meio ambiente, e ações em situação de emergência. Em alguns países essa ficha é chamada Material Safety Data Sheet - MSDS (ISO 11014).

A FISPQ é um instrumento de comunicação dos riscos relacionados aos produtos químicos. O documento não leva em conta todas as situações que possam ocorrer em um ambiente de trabalho, constituindo apenas parte da informação necessária para a elaboração de um programa de saúde, segurança e meio ambiente.

É importante que haja na instituição uma coletânea de todas as FISPQs relativas aos produtos químicos utilizados, e que elas sejam disponibilizadas para os diversos setores. Em uma FISPQ, devem constar, obrigatoriamente, 16 itens:

- Identificação do produto e da empresa;
- Composição e informações sobre os ingredientes;
- Identificação de perigos;
- Medidas de primeiros-socorros;
- Medidas de combate a incêndio;
- Medidas de controle para derramamento ou vazamento;
- Manuseio e armazenamento;
- Controle de exposição e proteção individual;
- Propriedades físico-químicas;
- Estabilidade e reatividade;
- Informações toxicológicas;
- Informações ecológicas;
- Considerações sobre tratamento e disposição;
- Informações sobre transporte;
- Regulamentações;
- Outras informações;

As FISPQs no GHS também devem ter os mesmos 16 elementos, apenas com a inversão dos elementos 2 e 3.

Para consulta de FISPQs, ver site:
http://www.cetesb.sp.gov.br/emergencia/produtos/produto_consulta_completa.asp

PARTE 13

OS PRODUTOS CONTROLADOS

São aqueles que, devido ao seu poder de destruição ou outra propriedade de risco, indique a necessidade de restringir o seu uso a pessoas físicas e jurídicas, legalmente habilitadas, capacitadas técnica, moral e psicologicamente, de modo a garantir a segurança da sociedade e do País, segundo o Regulamento para a Fiscalização de Produtos Controlados (R-105) / Decreto Nº3665, de 20 de novembro de 2000.

Conforme Portaria Nº1274 de 25 de agosto de 2003, do Ministério da Justiça, o Departamento de Polícia Federal passa a controlar e fiscalizar 146 produtos químicos, como por exemplo: acetona, ácido clorídrico, ácido sulfúrico, hidróxido de sódio, iodo, anidrido acético, cloreto de metileno, clorofórmio, éter etílico, metiletilcetona, permanganato de potássio, sulfato de sódio, tolueno, outros.

NOTA: Em tramitação uma nova portaria para controle e fiscalização de produtos químicos (última atualização em janeiro de 2019).

Veja:

http://www.pf.gov.br/servicos-pf/produtos-quimicos/legislacao

Produtos químicos também são controlados pelo IBAMA, Ministério da Agricultura, entre outros, e também existem algumas legislações estaduais, que dão à polícia civil, poderes de controle.

PARTE 14

SUBSTÂNCIAS QUÍMICAS CORROSIVAS

Entre os produtos químicos corrosivos estão incluídos principalmente, os ácidos, anidridos e álcalis. Eles geralmente destroem seus recipientes e contaminam a atmosfera da área de armazenagem. Alguns são voláteis, outros reagem com sulfetos, sulfitos, cianetos, entre outras, liberando outras substâncias tóxicas (COSTA e COSTA, 2005).

Os recipientes de produtos corrosivos devem ser cuidadosamente manipulados, conservados fechados e devidamente etiquetados. Tanto os ácidos quanto os álcalis causam queimaduras sérias e danos aos olhos, portanto deve ser usada proteção na forma de luvas, aventais, óculos, etc., quando manusear tais produtos, seja dentro do laboratório ou na área de armazenagem, isto é, almoxarifados.

Cuidados no Manuseio de Produtos Corrosivos

- O piso dos locais onde se manipule produtos corrosivos deve ser conservado o mais seco possível.

- Quando diluir ácidos com água, o ácido deverá ser adicionado à água, lentamente, agitando continuamente a mistura; a água nunca deverá ser adicionada ao ácido.

- O derrame ou escape de líquidos corrosivos não deve ser absorvido por meio de serragem, estopas, pedaços de pano ou outro material orgânico. Deve-se neutralizar com cal ou absorvê-lo com granulado absorvente.

- Em caso de contato físico, deve-se lavar abundantemente com água corrente e procurar imediatamente socorro médico.

Características de Algumas Substâncias Corrosivas
(http://msds.chem.ox.ac.uk/)

- Ácido Acético Glacial

O ácido acético libera vapores inflamáveis acima do seu ponto de fulgor, 42,5⁰ C. É perigoso em contato com ácido crômico, peróxido de sódio, ácido nítrico, ou outros materiais oxidantes. Pode ocasionar queimaduras químicas severas aos olhos e a pele. É cáustico, irritante e penetra facilmente na pele, produzindo dermatites e úlceras. Em caso de contato com a pele, olhos ou roupa, lavar com bastante água corrente, e retirar toda a roupa que estiver contaminada. Se ingerido, ministrar leite de magnésia ou carbonato de cálcio, e procurar imediatamente um médico. Os frascos de ácido acético devem ser estocados longe de materiais oxidantes, e de preferência entre 20 e 30⁰ C. O ácido acético, quando estocado em temperaturas inferiores pode se solidificar, provocando a ruptura do frasco.

- Ácido Clorídrico

O ácido clorídrico possui ação corrosiva sobre a pele e mucosas, podendo produzir queimaduras cuja gravidade dependerá da concentração da solução. O contato do ácido com os olhos pode provocar redução ou perda total da visão, se o ácido não for removido imediatamente, através de irrigação com água. Os vapores do ácido produzem efeito irritante sobre as vias respiratórias. O ácido clorídrico em si, não é um produto inflamável, mas em contato com certos metais libera hidrogênio, formando uma mistura inflamável com o ar. Não deve ser estocado próximo de substâncias inflamáveis ou oxidantes, como por exemplo, ácido nítrico ou cloretos, e nem próximo de metais.

- Ácido Fosfórico

É um ácido corrosivo que pode causar queimaduras, quando em contato com qualquer parte do corpo. Pode causar danos se ingerido, sendo, neste aspecto, menos perigoso do que outros ácidos minerais. Não é um irritante para os olhos ou nariz. Não é inflamável, podendo, no entanto, reagir com certos minerais liberando hidrogênio. Quando aquecido, decompõe-se, liberando fumos tóxicos de óxidos de fósforo.

- Ácido Nítrico

As soluções de ácido nítrico são fortemente corrosivas e produzem lesões cutâneas, oculares e das mucosas, cuja gravidade dependerá da duração do contato e da concentração do ácido. Os vapores de ácido nítrico podem se constituir de uma mistura de vários óxidos de nitrogênio e de vapor do próprio ácido, dependendo de fatores como umidade, temperatura, contato com outros materiais, sendo que o vapor de ácido nítrico é extremamente corrosivo e é irritante das mucosas dos olhos, das vias respiratórias e da pele. Conforme a quantidade e a sua concentração, o ácido nítrico deve ser armazenado em recipientes de aço inoxidável, alumínio ou vidro, que deverão ser mantidos hermeticamente fechados.

- Ácido Pícrico

O ácido pícrico é extremamente explosivo, de maior poder que o TNT (trinitrotolueno). É também um poderoso oxidante. É muito perigoso quando exposto ao calor ou a choques mecânicos. O ácido pícrico foi usado extensivamente para o tratamento de queimaduras térmicas. Este uso foi abandonado em virtude de se haverem notado muitos casos de irritação à pele e envenenamento sistêmico resultante da aplicação de baixas concentrações. O ácido pícrico é rapidamente absorvido pela pele, levando a dores de cabeça, insônia, etc. A sua armazenagem deve ser feita em locais afastados de metais e amoníaco, para impedir a formação de picratos, que são mais sensíveis à explosão.

- Ácido Sulfúrico

O ácido sulfúrico é classificado como um irritante primário. Tem ação corrosiva sobre a pele, produz severa inflamação das mucosas dos olhos e das vias respiratórias superiores e causa danos aos dentes. Produz também rápida destruição dos tecidos e severas queimaduras, quando em contato com a pele. Repetidos contatos com soluções diluídas podem ocasionar dermatites. O ácido em si não é inflamável, mas quando em altas concentrações, pode causar ignição por contato com sólidos ou líquidos combustíveis. Quando aquecido emite vapores altamente tóxicos.

- Solução Sulfocrômica

A solução sulfocrômica (dicromato de potássio comercial – 60g + ácido sulfúrico concentrado comercial – 400ml + água destilada – 200ml), usada para o desengorduramento de vidraria é extremamente oxidante, logo evitar contato com:

- acetona
- álcool
- material orgânico em geral

- serragem
- pano
- substâncias inflamáveis

A solução sulfocrômica pode ser usada repetidamente até se tornar de cor esverdeada. Para o descarte diluir em grandes volumes de água, ou neutralizar com hidróxido de sódio.

O uso de EPIs é obrigatório, como luva de PVC e óculos de proteção, ou protetor facial (este, pela maior área de proteção, é mais indicado).

O uso da solução sulfocrômica, pela presença do Cromo VI na solução, comprovadamente cancerígeno em humanos e acumulativo no meio ambiente, deve ser evitado. A solução pode ser substituída pela solução sulfonítrica (1 a 2 partes de ácido sulfúrico para 3 partes de ácido nítrico) para efetuar a limpeza de vidraria.

- Hidróxidos de Sódio e Potássio

Esses materiais, tanto no estado sólido como em solução, tem uma ação corrosiva marcante sobre todos os tecidos do corpo. Os sintomas de irritação são, em geral, imediatamente evidentes. Esta ação corrosiva pode causar queimaduras e ulcerações profundas. Contatos prolongados com soluções diluídas têm efeito destrutivo sobre os tecidos. Névoas, vapores e poeiras desses compostos podem causar pequenas queimaduras e em contato com os olhos, tanto na forma sólida como em solução, causa graves danos aos tecidos mais delicados. Dependendo da severidade da exposição, os efeitos podem variar desde pequena irritação até graves pneumonias. Podem causar, também dermatite irritante.

PARTE 15

GASES SOB PRESSÃO

O manuseio de gases sob pressão requer muito cuidado e atenção (CCOHS, 2008; FILHO, 2008; CARVALHO, 1999), pois qualquer defeito no equipamento pode provocar uma difusão de gases no ambiente. Os gases, em relação às suas propriedades, podem ser:

- Gases Tóxicos e/ou Corrosivos: Ar, Cloro, Dióxido de Nitrogênio, Oxigênio, entre outros. Possíveis efeitos em caso de vazamentos: Intoxicação, distúrbios psicomotores, morte por envenenamento;

- Gases inertes: Não são inflamáveis, não são tóxicos e nem corrosivos. Exemplos: Argônio, Dióxido de Carbono, Hélio, Nitrogênio. Possíveis efeitos em caso de vazamentos: Sonolência, perda dos sentidos, morte por asfixia;

- Gases Inflamáveis: Substâncias que em concentrações adequadas se inflamam. Geralmente não são corrosivos. Exemplos: Acetileno, Amônia, Hidrogênio, Metano. Possíveis efeitos em caso de vazamentos: Incêndios, queimaduras, morte por choque ou queimadura.

Os gases comprimidos, quanto ao estado físico, e disponibilizados para transporte, podem ser classificados como gases comprimidos, gases liquefeitos, gases liquefeitos refrigerados, e gases em solução, ou dissolvidos, segundo o Anexo da Resolução Nº420, de 12 de fevereiro de 2004, da Agência Nacional de Transporte Terrestre.

- Gás comprimido: É um gás que, exceto se em solução, quando acondicionado para transporte, à temperatura de 20ºC é completamente gasoso;

- Gás liquefeito: É um gás parcialmente líquido, quando embalado para transporte, à temperatura de 20ºC;

- Gás liquefeito refrigerado: É um gás que, quando embalado para transporte, é parcialmente líquido devido a sua baixa temperatura;

- Gás em solução, ou dissolvidos: É um gás comprimido apresentado para transporte dissolvido num solvente.

Uma outra classificação, segundo a Abiquim (2005), em relação ao estado físico, no contexto do GHS, os gases são divididos, quando disponibilizados para transporte, em:

Grupo	Critérios
Gás comprimido	Completamente gasoso a -50ºC
Gás liquefeito	Parcialmente líquido a temp. > -50 ºC
Gás liquefeito refrigerado	Parcialmente líquido a baixa temperatura
Gás dissolvido	Dissolvido em um líquido

Não devemos nos esquecer, de que na grande maioria, os gases são inodoros e incolores, dificultando assim sua rápida identificação. Todos os gases são asfixiantes, com exceção do ar atmosférico.

Cuidados no Manuseio de Gases

- Procurar na literatura informações sobre o gás em uso, tais como: risco de explosão, reatividade, toxicidade e outros;
- Jamais utilizar graxa, óleo ou glicerina em cilindros que contenham gases oxidantes, devido a risco de explosão (cilindro de oxigênio, por exemplo);
- Somente utilizar cilindros equipados com válvulas de redução;
- Ao transportar cilindros ter sempre o cuidado de fechar a válvula de saída e nunca esquecer de usar a capa de proteção e um carrinho apropriado para o transporte;
- Sob hipótese alguma esquecer os cilindros soltos no local de uso. Quedas ou qualquer outro tipo de choque pode provocar danos na válvula e o gás ser liberado com muita violência, arremessando o cilindro como um projétil com potência suficiente para atravessar uma parede;
- Nunca colocar cilindros próximos a fontes de calor;
- Quando usar mangueiras para ligações ter o cuidado de verificar compatibilidades químicas com o gás, e se as ligações estão bem firmes;
- Antes do uso, verificar possíveis vazamentos, utilizando uma solução de sabão nos locais a serem testados;
- Cilindros vazios devem ser estocados separadamente e devidamente etiquetados com a inscrição - VAZIO;

- Armazenar os cilindros em local arejado, com área delimitada e com sinalizações de segurança;
- Se o local de armazenagem de gases inflamáveis dispuser de instalações elétricas, estas devem ser à prova de explosão.

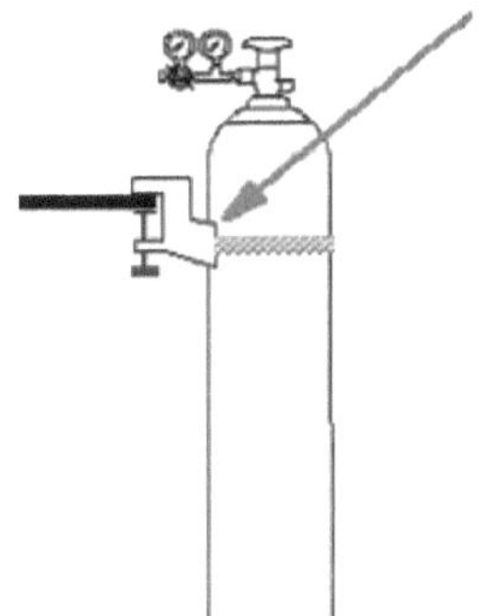

Guarde os cilindros sempre de cabeça para cima e mantenha-os presos de forma adequada.

Armazenamento e Movimentação de Cilindros de Gás

O armazenamento correto requer local externo, amplo, coberto e ventilado naturalmente, e devidamente protegido. A estocagem de gases deve observar às características de compatibilidades químicas entre eles (FILHO, 2008; UFV, 2007):

O transporte de cilindros entre o local de estocagem e o de uso, deve ser feito em carrinhos específicos, com o cilindro acorrentado e com o capacete de proteção da válvula acoplado.

Cores nos Cilindros de Gases – NBR 12.176:2010

- Acetileno: Bordô
- Acetileno Absorção Atômica (AA): Bordô com faixa amarela (Específico para Laboratórios)
- Argônio: Marrom
- Ar sintético: Preto / Cinza
- Gás carbônico: Alumínio
- Hélio: Alaranjado
- Nitrogênio: Cinza
- Oxigênio: preto
- Oxigênio Medicinal: Verde
- Óxido Nitroso: Azul-marinho

As cores dos cilindros variam entre países, portanto, cuidado ao importar cilindros de gases. Gases Medicinais é uma expressão utilizada em serviços de saúde, que se refere ao oxigênio, ao óxido nitroso, ao ar comprimido, entre outros. Não existe diferença na composição de um oxigênio industrial de um medicinal, entretanto, existem tratamentos diferenciados de limpeza e conservação (ANVISA / RDC 70, 2008).

Características de Alguns Gases
(http://msds.chem.ox.ac.uk/)

- Acetileno

É um gás asfixiante simples, irritante, anestésico, extremamente inflamável e explosivo. Seus vapores podem se deslocar até uma fonte de ignição e a distancia provocar incêndio ou explosão. Cilindros rompidos podem projetar-se violentamente. Jamais estocar cilindros de acetileno sob sol ou perto de fontes térmicas, já que podem ocorrer explosões. Forma acetiletos explosivos com cobre, prata e mercúrio. Para uso em concentração muito elevada utilizar respirador com suprimento de ar. Normalmente usar óculos de proteção com lente incolor e proteção lateral, luvas de couro ou raspa e vestimenta protetora para manuseio do cilindro e luvas de neoprene para o caso de exposição ao produto. Seguir rigorosamente as instruções de uso do fabricante.

- Ar comprimido

É um gás não perigoso, sem efeitos em tecidos vivos. Os cilindros podem explodir quando expostos ao fogo ou calor. Para o manuseio de cilindros é recomendável o uso de luvas de couro. Normalmente se usa óculos de segurança. Não estocá-lo perto de substâncias combustíveis e inflamáveis. Seguir rigorosamente as instruções de uso do fabricante.

- Argônio

É um gás asfixiante em altas concentrações. Para uso em atmosfera eficiente de oxigênio, utilizar respirador com suprimento de ar. Normalmente usar luvas de solda, capacete com máscara facial de lentes de filtros especiais, protetores para os braços e ombro, avental, roupa escura. Seguir rigorosamente as instruções uso do fabricante.

- Dióxido de carbono

É um gás asfixiante em altas concentrações. Em baixas concentrações provoca aumento de freqüência respiratória e dor de cabeça. Os cilindros podem explodir quando aquecidos. Para uso em concentração muito elevada utilizar respirador com suprimento de ar. Normalmente usar óculos de proteção com lente inoolor e proteção lateral, luvas de neoprene quando contato com o produto e luvas de couro para manuseio de cilindro. Seguir rigorosamente as instruções de uso do fabricante.

Cuidados com o gelo seco: O gelo seco encontra-se a cerca de -80 ºC. Ao sublimar, o gelo seco não deixa resíduo, pois se transforma diretamente em CO_2. Armazene e utilize com ventilação adequada. O gás dióxido de carbono é aproximadamente 1½ mais pesado do que o ar, e será acumulado em áreas baixas, por isso a ventilação deve ser adequada. Não armazene em áreas confinadas. Além da possibilidade de uma ulceração, a pele pode aderir rapidamente às superfícies frias. Use pinças ou luvas com isolamento térmico para manusear dióxido de carbono sólido ou objetos em contato com gás carbônico frio em qualquer forma. Use vestimentas protetoras e equipamentos como óculos de segurança com lente incolor e proteção lateral. Não utilizar lentes de contato.

- Hélio

É um gás asfixiante em altas concentrações, não inflamável. Jamais colocar cilindros de hélio próximos a fontes de calor, pois existe a possibilidade de ruptura e fragmentos do cilindro se projetar violentamente. Usar respiradores individuais contra gases, óculos de proteção com lente incolor e proteção lateral, e luvas de vaquetas para o manuseio de cilindros. Seguir rigorosamente as instruções de uso do fabricante.

- Hidrogênio

É um gás extremamente inflamável, com propagação rápida da chama. O cilindro pode explodir se aquecido, projetando-se violentamente. É asfixiante em altas concentrações. Manter os cilindros afastados de agentes oxidantes, lítio e halogênios. Usar respiradores individuais contra gases, óculos de proteção com lente incolor e proteção lateral, e luvas de vaquetas para o manuseio de cilindros. Seguir rigorosamente as instruções de uso do fabricante.

- Nitrogênio

É um gás asfixiante em altas concentrações, não inflamável. O cilindro pode explodir se aquecido. Em alguns casos, o nitrogênio pode reagir violentamente com lítio, titânio e ozônio. Para casos de ambientes confinados, usar máscara autônoma, óculos de proteção com lente incolor e proteção lateral, e luvas de couro para o manuseio de cilindros. Seguir rigorosamente as instruções de uso do fabricante.

> Cuidados com nitrogênio líquido: Utilize o produto somente em áreas bem ventiladas. Evite respingos do líquido com os olhos, pele ou com a roupa. Para manuseio do líquido, utilize protetor facial e luvas. O recipiente deve ser manuseado na posição vertical. Não arraste, role ou deixe-o cair. Use um carrinho para movimentar os recipientes. Abra a válvula lentamente. Se estiver muito dura, descontinue o uso e entre em contato com seu fornecedor. Não derrame nitrogênio líquido sobre mangueiras de borracha, elas ficarão quebradiças e poderão ocasionar acidentes.

- Óxido nitroso

É um gás asfixiante simples, não inflamável, mas a temperaturas elevadas ou se envolvido em fogo, pode sustentar a combustão de materiais combustíveis. Os vapores que se formam deste produto podem ser transportados por correntes de ar e serem inflamados por alguma fonte de ignição, como luzes-piloto, cigarros, equipamentos elétricos, etc., mesmo se localizadas a distância da área. Manter os cilindros afastados de óleos, graxas, materiais inflamáveis, metais alcalinos, alumínio, boro, entre outros. Usar óculos de proteção com lente incolor e proteção lateral, e luvas de couro para o manuseio de cilindros. Seguir rigorosamente as instruções de uso do fabricante.

- Óxido de etileno

É um gás inflamável de aroma doce e de fácil dissolução em água e extremamente inflamável. É usado na fabricação de anticongelantes, no controle de insetos na armazenagem de alguns produtos agrícolas e em hospitais para esterilização de instrumentos médicos. A substância pode polimerizar-se devido ao calor intenso e sobre a influência de ácidos, bases, cloretos metálicos e óxidos metálicos, com perigo de incêndio e explosão. Deve-se evitar o contato do óxido de etileno com peças metálicas que contem prata, cobre, mercúrio ou magnésio, que podem reagir violentamente com impurezas do gás. É um produto irritante para os olhos, a pele e o sistema respiratório, além de ser carcinogênico. Ao utilizar essa substância, os seguintes EPIs devem ser disponibilizados: luvas de neoprene, protetor facial e máscara.

- Oxigênio

É um gás oxidante, não inflamável, e a inalação continua, e altas concentrações podem causar náuseas, vertigens, dificuldades respiratórias e convulsões. A exposição ao fogo pode causar ruptura e / ou explosão do cilindro. Evitar o contato com óleos e graxas e inflamáveis e combustíveis em geral. Usar óculos de proteção com lente incolor e proteção lateral, e luvas de couro para o manuseio de cilindros. Seguir rigorosamente as instruções de uso do fabricante.

Cuidados com o GLP (Gás Liquefeito de Petróleo)
(http://www.bombeiros.al.gov.br/prevencao-de-acidentes/gas)

- Abasteça-se somente com empresas credenciadas. Evite as clandestinas;

- Verifique o estado do botijão ao recebê-lo. Se houver dúvidas quanto ao seu peso ou qualidade, aproveite a presença do entregador e peça para trocá-lo;

- O botijão não pode estar amassado, enferrujado ou apresentar qualquer outro tipo de danificação;

- Nunca coloque os botijões em compartimentos fechados e sem ventilação (armários, gabinetes, vãos de escada, porões, etc.);

- Nunca instale o botijão próximo a ralos ou grelhas de escoamento de água. Por ser mais pesado que o ar, o gás pode se infiltrar em seu interior e explodir.

- Antes de trocar o botijão, certifique-se de que todos os botões dos queimadores estejam desligados, e o local esteja bem ventilado, e livre de qualquer tipo de fonte de ignição.

- Após a instalação do botijão, verifique se há vazamento de gás aplicando espuma de sabão na junção do regulador com a válvula do botijão;

- Ao sair de casa, feche o registro de gás e nunca deixe panela no fogo aceso;

- Não coloque cortinas, panos de prato ou outros materiais que possam pegar fogo junto ao fogão ou sobre o botijão;

- Acostume-se a acender o fósforo antes de girar o botão. Se você girar o botão primeiro, o gás começa a sair imediatamente, o que pode ser perigoso. Aproxime o fósforo aceso do queimador que vai ser usado.

PARTE 16

SUBSTÂNCIAS INFLAMÁVEIS E SOLVENTES EM GERAL

Quase todos os solventes orgânicos são inflamáveis e alguns são extremamente perigosos por apresentarem uma alta pressão de vapor a temperatura ambiente (ACC, 2008; COSTA e COSTA, 2005). De acordo com a Norma Regulamentadora – NR-20:

Líquido combustível: É todo aquele que possui ponto de fulgor igual ou superior a 70ºC (setenta graus centígrados) e inferior a 93,3ºC (noventa e três graus e três décimos de graus centígrados). A NR-20 não cita, mas líquidos acima desse valor também são combustíveis.

Líquido inflamável: É todo aquele que possui ponto de fulgor inferior a 70ºC (setenta graus centígrados) e pressão de vapor que não exceda 2,8 kg/cm², absoluta a 37,7ºC. Quando o líquido inflamável tem o ponto de fulgor abaixo de 37,7ºC, ele se classifica como líquido combustível de classe I, que se subdivide em:

- Classe I-A:
  Os que têm ponto de fulgor abaixo de 22,7°C e ponto de ebulição abaixo de 37,7°C;

- Classe I-B:
  Os que têm ponto de fulgor abaixo de 22,7°C e ponto de ebulição igual ou superior a 37,7°C;

- Classe I-C:
  Os que têm ponto de fulgor igual ou superior a 22,7°C e inferior 37,7°C.

Quando o líquido inflamável tem o ponto de fulgor superior a 37.7ºC e inferior a 70ºC, ele se classifica como líquido combustível da classe II.

Para trabalhar com inflamáveis é importante compreender algumas características, como:

- **Ponto de Fulgor (Flash Point)**

É a menor temperatura na qual um corpo combustível emite quantidade suficiente de vapores para provocar combustão na presença de uma fonte ígnea externa. Porém, ao ser afastada a fonte externa, a combustão não se mantém, **por não existirem vapores suficientes,** daí o termo fulgor (rápido).

- **Ponto de Combustão (Fire Point)**

É a menor temperatura, na qual, os vapores emitidos por um corpo combustível provocam combustão na presença de uma fonte ígnea externa. Porém ao ser retirada a fonte externa a chama se mantém acesa. O ponto de combustão é sempre bem próximo do ponto de fulgor.

- **Ponto de Ignição (Autoignition Point)**

É a menor temperatura, na qual os vapores desprendidos por um corpo combustível provocam combustão ao entrar em contato com o ar, independente da presença de qualquer fonte ígnea externa. É muito superior ao ponto de combustão. Exemplos para fins comparativos (NFPA 497, 2008; ACC, 2008):

Substância	Ponto de Fulgor	Ponto de Ignição
Acetona	- 17 °C	485 °C
Acetonitrila	6 °C	524 °C
Álcool etílico	12,6 °C	365 °C
Benzeno	-11 °C	498 °C
Disulfeto de carbono	- 30 °C	100 °C
Éter etílico	- 49 °C	160 °C
Gasolina*	- 42 °C	257 °C
Óleo diesel*	52 a 96 °C	257 °C
Querosene*	42 a 72 °C	210 °C
Tolueno	5 °C	536 °C
Xileno	29 °C	525 °C

Fonte: NFPA 497, 2008; ACC, 2008
*Os valores variam em função da composição desses produtos.

Os demais valores dos outros produtos, também podem variar alguns graus, em função do método de análise utilizado.

Cuidados no Manuseio de Inflamáveis

Ao trabalhar com solventes em geral, seguir às seguintes recomendações:

- trabalhar em locais ventilados;
- trabalhar longe de fontes de calor;
- utilizar capelas;
- utilizar máscara adequada;
- sinalizar o local de trabalho;
- conhecer a localização de extintores de incêndio.

Cuidados na Estocagem e Transporte de Inflamáveis

O transporte de substâncias inflamáveis requer planificação e aparelhagem apropriadas. Além da necessidade de embalagem adequada para prevenir rupturas ou quebras, torna-se necessário que os corredores por onde se movimentam tais materiais, estejam livres de objetos que possam interferir no trânsito.

Em todos os casos de armazenamento de produtos inflamáveis, deve-se proporcionar ventilação adequada e sistemas de extinção de incêndios apropriados aos compostos estocados (ABNT/NBR 17505, 2006). Nos locais onde se armazenam inflamáveis, é recomendada a colocação de avisos de advertência, tais como:

- Não Fumar
- Acesso Restrito
- Outros

No manuseio de inflamáveis deve-se ter em mente os riscos da possibilidade de produção de eletricidade estática, gerada pela movimentação de corpos com atrito.

No interior do ambiente de trabalho estocar o mínimo necessário, em armários específicos ou equipamentos de refrigeração devidamente protegidos e aterrados.

Não estocar inflamáveis e solventes em geral em geladeiras ou freezer domésticos. Esses equipamentos podem possuir algumas ou todas as seguintes fontes produtoras de faíscas:

- Motor do compressor
- Tomada de ligação à rede elétrica
- Botão do termostato
- Lâmpada interna
- Fecho magnético da porta

A razão para não se colocar esses produtos nesses equipamentos, é que mesmo a temperatura de 2 a 8^0 C (geladeira) ou -18^0 C (freezer), a grande maioria dessas substâncias, continua emitindo vapores, já que apresentam "Ponto de Fulgor" abaixo dessas temperaturas.

Descarte de Inflamáveis

Deve-se ter recipientes adequados para o descarte de líquidos inflamáveis (existem vários modelos no mercado). Durante todo o expediente, os resíduos devem ser descartados nesses recipientes de segurança, e nunca lançados diretamente na pia. Após o enchimento desses coletores, a CIPA ou qualquer outro órgão encarregado dessa atividade deve providenciar a sua troca por outro recipiente vazio.

Procedimentos de Emergência

- Quebra de Frasco e Derrame

  Jogar imediatamente granulado absorvente (no mercado existem vários fornecedores), juntando depois todo o resíduo em saco plástico, e solicitar a presença do serviço de segurança ou serviço de coleta de lixo local, para providenciar o descarte.

- Quebra de Grande Quantidade de Frascos e Derrame de Grande Volume de Líquido

  Isolar imediatamente a área atingida. Ventilar naturalmente, abrindo portas e janelas. Eliminar fontes de calor. Lançar imediatamente sobre o líquido areia ou granulado absorvente, em quantidade suficiente, e solicitar a presença do serviço de segurança para providenciar o descarte.

- Incêndios

  Dar o alarme. Iniciar o mais rapidamente possível o combate às chamas, utilizando extintor de CO_2. Avisar imediatamente o serviço de segurança e/ou ligar para o corpo de bombeiros, cujo telefone (193) deve estar sempre em local visível e de fácil acesso.

Possíveis substituições de solventes

Uma forma eficaz de reduzir os riscos decorrentes na manipulação de solventes é a substituição por outros de menor toxicidade, maior ponto de ebulição e menor inflamabilidade, sempre que for possível. Abaixo, alguns exemplos de possíveis substituições.

Produto	Substituto
Acetonitrila	Acetona
Benzeno	Ciclohexano ou tolueno
Clorofórmio	Diclorometano
1,4-dioxano	Tetrahidrofurano
Éter etílico	Metiltertbutil éter
Etilenoglicol	Propilenoglicol
Metanol	Etanol
N,n-dimetilformamida	N-metilpirrolidona
N-hexano	N-heptano
N-pentano	N-heptano
Percloroetileno	Diclorometano
Tetracloreto de carbono	Diclorometano
Tricloroetileno	Diclorometano

Características de Alguns Solventes
(http://msds.chem.ox.ac.uk/)

- Acetona

A acetona é extremamente inflamável, mesmo quando diluída com água. Reage violentamente com bromofórmio ou clorofórmio, em presença de bases. É considerado um solvente de baixa toxicidade aguda e crônica. Os principais sintomas relativos a uma exposição crônica são: dor de cabeça, irritação da garganta, irritação nasal, que são reversíveis a partir da remoção da fonte de exposição. A exposição aguda pode irritar os olhos, e provocar irritação nasal e da garganta. Concentrações altas podem causar depressão do sistema nervoso central. Tanto o vapor como o líquido podem causar irritação da córnea. Repetidos e prolongados contatos com a pele podem levar ao aparecimento de dermatites. A acetona, quando ingerida, causa irritação gástrica, dores e vômitos.

- Benzeno

Muito inflamável, o benzeno arde com chama luminosa e fuliginosa. O benzeno é de grande aplicabilidade na obtenção de compostos orgânicos. O benzeno é extremamente reativo em presença de oxidantes. A inalação do vapor de benzeno pode resultar em intoxicação aguda ou crônica, dependendo da concentração do vapor e do tempo de exposição. A exposição aguda por períodos curtos pode causar excitação seguida de enjôo, dor de cabeça, náusea, sonolência e irritação pulmonar. A exposição à um nível de 7500 ppm por tempo superior a trinta minutos pode causar narcose e até mesmo a morte. É potencialmente perigosa, no entanto, a exposição periódica a concentrações baixas levando a redução do número de hemácias, leucócitos e plaquetas, ou conduzindo a leucopenia e anemia aplástica podendo resultar em morte. Tanto o benzeno líquido quanto o vapor são considerados irritantes em contato com os olhos. Pequenas quantidades de benzeno são passíveis de ser absorvida via cutânea, podendo causar eritema, secura seguida de escamamento e infecções secundárias.

- Etanol

O etanol é um líquido inflamável e seus vapores podem formar misturas explosivas com o ar a temperatura ambiente. O etanol reage vigorosamente com vários agentes oxidantes, e outras substâncias químicas, como nitrato de prata, perclorato de potássio, ácido nítrico, peróxido de hidrogênio, permanganato de potássio, entre outros. O etanol é rapidamente oxidado no corpo a acetaldeído, depois a acetato e finalmente a dióxido de carbono e água. Os efeitos da inalação de vapores de etanol, não são considerados sérios dentro das condições normais de uso de laboratórios e industrias. A inalação prolongada de altas concentrações (acima de 5000 ppm), pode produzir irritações oculares e nasais, além de dor de cabeça, tremores e efeitos narcóticos. Altas concentrações podem causar irritação. O contato prolongado com a pele pode produzir dermatites. A ingestão acidental do etanol, pode causar efeitos sérios, devido a presença de desnaturantes, tais como , metanol, piridinas e benzeno.

- Estireno

O estireno é altamente reativo e inflamável. Exposições crônicas acarretam em cansaço, perda de memória por tempo prolongado e disfunção motora. Já, exposições intensas a 200 ppm, conduzem a um quadro sintomático mais sério; enjôos, náuseas, perda de apetite e da coordenação conhecido como doença do estireno (*styrene sickness*).

E dependendo do tempo e intensidade de contato com o tolueno a altas concentrações, podem provocar depressão no sistema nervoso central. Tanto o líquido quanto o vapor são irritantes para os olhos. O contato repetitivo com a substância pode acarretar na destruição da camada de gordura da pele, provocando rachaduras, dermatites e infecções secundárias.

* Éter Etílico

O éter etílico é extremamente inflamável, e possui grande potencial de incêndio e explosão. Forma peróxidos instáveis na presença de ar, especialmente sob à luz solar, que podem explodir espontaneamente, quando concentrado por destilação ou evaporação. Reage violentamente com halogênios agentes oxidantes. O efeito principal dos vapores de éter etílico é o narcótico, aliado a alguma irritação do trato respiratório. A exposição a altas concentrações pode provocar vômitos e inconsciência. Exposição crônica em algumas pessoas pode provocar, excitação, dores de cabeça e distúrbios mentais. O contato com o éter etílico pode provocar dermatites. O seu alto grau de evaporação faz com que a absorção seja mínima.A ingestão de éter etílico poderá produzir efeitos narcóticos, além de possíveis reações cruzadas, dependendo do caso.

* Metanol

O metanol é um líquido inflamável que reage explosivamente com brometos, hipoclorito de sódio, zinco dietílico, soluções de alquil-aluminatos, trióxido de fósforo, ácido nítrico, peróxido de hidrogênio, clorofórmio, tert-butóxido de potássio e perclorato de chumbo. O metanol, uma vez ingerido, é rapidamente absorvido pelo trato gastrointestinal. A atuação tóxica do metanol é provavelmente devida a formação de ácido fórmico e formaldeído (principais metabólitos formados). A inalação de vapores pode causar dores de cabeça, náuseas e vômitos, além da possível irritação das mucosas. Exposição à altas concentrações acarretam em danos ao sistema nervoso central e a perda parcial ou total da visão. O metanol no organismo é cumulativo devido ao metabolismo lento de seus metabólitos, ácido fórmico e formaldeído. Exposições freqüentes, mesmo à baixos níveis, podem levar a lesões sérias no organismo. O contato do metanol, seja líquido ou vapor, com os olhos é potencialmente perigoso ao nervo ótico e a retina. O contato contínuo com a pele pode causar dermatite e efeitos sobre o organismo similares à inalação de vapor. A ingestão acidental do líquido resulta na maioria dos casos, na existência de bebidas alcoólicas contaminadas, cuja resposta do organismo varia em relação ao teor de etanol concomitantemente ingerido. Em geral, uma dose oral de 30 ml é letal. Inicialmente o metanol causa uma narcose similar à do etanol, mas após um período de incubação de 10 a 15 horas, nota-se lesões no sistema nervoso central, especialmente no nervo ótico, acompanhado de um quadro sintomático típico como náusea, vômito, enjôo, dor de cabeça, cegueira temporária ou permanente, acidose e danos ao fígado e rins.

- Tolueno

O tolueno é classificado como líquido altamente inflamável. A exposição de seres humanos ao tolueno pode resultar em perda de coordenação motora e agitação emocional, aumentando a propensão a acidentes. Tal quadro é potencializado caso o trabalhador tenha feito uso de drogas que atuem como inibidoras da atividade enzimática microssomial, como calmantes (diazepan, valium). Exposição a níveis muito elevados, acima de 500 ppm, pode acarretar em efeitos narcóticos; náusea, dor de cabeça, enjôo e confusão mental. Em contato com os olhos pode ocorrer irritação e queimaduras em diversos graus. O contato do tolueno líquido com o corpo acarreta numa sensação de ardência temporária, podendo vir a causar irritação, destruição da camada de gordura e dermatite. Alguns indivíduos são hipersensíveis, levando à conseqüências mais graves.

- Xilenos

O xileno é inflamável e reage com substâncias oxidantes. Em termos de toxicidade, o xileno é bastante similar ao tolueno. As diferenças de toxicidade entre os isômeros não são muito acentuadas, mas de acordo com testes realizados em animais o p- xileno apresentou maior índice de toxidez enquanto o o-xileno foi constatado como menos tóxico. O xileno é acumulado nos tecidos adiposos, de onde é eliminado lentamente, podendo levar alguns dias para sua remoção completa. A ingestão de bebidas alcoólicas conjuntamente com a exposição ao xileno, além de potencializar o efeito tóxico no organismo, retarda a excreção do composto. O principal efeito tóxico associado ao xileno é o narcótico. Exposição aguda ou crônica pode levar a dores de cabeça, irritação e confusão mental, náusea, vômitos, tosse e pigarro constante, irritação da pele e dos olhos. Exposição prolongada ao líquido conduz a taquicardia, enquanto que o contato com altas concentrações produz inconsciência, devida a depressão no sistema nervoso central. Tanto o líquido quanto o vapor são irritantes e o contato repetido com o vapor pode levar ao aparecimento de conjuntivite e lesões córneas reversíveis. Em contato com o corpo pode causar, em exposições contínuas, dermatite e destruição da camada de gordura da pele. O efeito irritante relativo ao xileno é considerado mais intenso que o do benzeno e tolueno, provavelmente devido a sua evaporação mais lenta.

Manuseio e Armazenamento de Solventes

Os solventes devem ser armazenados em locais bem ventilados, longe de fontes de ignição, da luz solar direta, apropriados para líquidos inflamáveis. Pequenas quantidades podem ser condicionadas em recipientes de vidro e em casos de transporte o recipiente deve ser protegido por um container de fibra ou por caixa de madeira. Em termos de macro escala, o armazenamento do fluido deve ser feito em tanques de metal ou tambores próprios para a conservação de material inflamável. O uso de equipamento de proteção individual deve ser sempre respeitado em qualquer trabalho que envolva o manuseio do fluido ou exposição a ambientes fechados.

ATENÇÃO:

- Nunca utilizar luvas de PVC para o manuseio de acetona;
- Frascos abertos de éter etílico devem ser usados no máximo em 3 meses, devido a possível formação de peróxidos.

PARTE 17

PERÓXIDOS

Os peróxidos fazem parte de uma classe de compostos químicos extremamente instáveis. São substâncias explosivas, daí o cuidado no seu manuseio, procurando-se evitar choques, atritos e outra fonte de ignição. Alguns peróxidos são mais sensíveis ao choque do que alguns explosivos primários como o trinitrotolueno – TNT (ARCURI, 1999).

Os peróxidos têm uma meia-vida específica ou grau de decomposição que varia com as condições de estocagem. Em geral, os peróxidos são irritantes ao aparelho respiratório, pele e olhos. Todos os peróxidos causam graves danos aos tecidos se ingeridos. Os peróxidos devem ser armazenados em áreas frescas e ventiladas, e isoladas de materiais orgânicos. Os frascos devem ser devidamente identificados. Frascos fechados oriundos de fornecedores conceituados podem ser armazenados por 18 meses, desde que mantidos em condições adequadas.

Compostos Formadores de Peróxidos

Arcuri (1999) classifica os produtos peroxidáveis em (apenas alguns exemplos):

Lista A – tarja vermelha (três meses)[1] Risco de peroxidação na estocagem	Lista B – tarja amarela (seis meses)[1] Risco de peroxidação na evaporação ou quando concentrado	Lista C – tarja amarela Risco de polimerização iniciada pela formação de peróxidos
Amida potássica Amida sódica Cloreto de vinilideno[4] Éter isopropílico Potássio metálico	Acetal Ciclohexano Ciclopenteno Diacetileno Dioxano Éter etílico Metil acetileno Tetrahidrofurano	Lista C1 Normalmente líquidos[2] (seis meses)[1] Acetato de vinila Ácido acrílico Acrilonitrila Estireno Vinilpiridina

		Lista C2 Normalmente gases[5] (doze meses)[1] Butadieno[3] Cloreto de vinila Vinilacetileno

Fonte: NSC (1987); Cardillo i Tocozzi (1987); IUPAC / IPCS (1992)

1- Período de tempo, após a abertura do frasco, no qual deve ser testada a presença de peróxido.

2- Embora os monômeros* acrílicos comuns tais como acrilonitrila, acrilato de etila e metil metacrilato possam formar peróxidos, não tem sido registrado o desenvolvimento de níveis perigosos em condições de estocagem e uso normais.

3- O risco de formação de peróxidos nestes compostos é aumentado quando são estocados na fase líquida. Se estocados dessa forma, sem inibidor, devem ser classificados na Lista A.

4- O monômero pode polimerizar e deve ser estocado com um inibidor de polimerização do qual o monômero pode ser separado por destilação antes do uso.

5- O risco para estes compostos aumenta quando são transferidos do frasco original para outros frascos, que podem conter ar residual.

---

*Monômeros são pequenas moléculas capazes de se ligarem com outros monômeros. A união de duas moléculas do monômero recebe o nome de dímero. A união de três moléculas do monômero recebe o nome de trímero. A união de um grande número de moléculas do monômero recebe o nome de polímero e suas moléculas são chamadas de macromoléculas.

Todos os compostos peroxidáveis devem ser considerados como produtos contendo peróxidos em concentrações variáveis e devem ser avaliados rotineiramente nos períodos de tempo indicados no quadro anterior, antes do uso e de destilação. Existem no mercado diversos produtos para detecção de peróxidos. Se não for detectada a presença de peróxidos, a substância pode ser guardada, com o rótulo devidamente reformulado. Se for detectada visualmente a presença de peróxidos, deve-se descartá-la como material explosivo (ARCURI, 1999).

Cuidados no Manuseio de Peróxidos

- O uso de peróxidos deve ser limitado à quantidade mínima necessária. Dê preferência a embalagens com quantidades suficientes para o uso de uma só vez de todo o conteúdo;

- Observar se o material a ser adquirido contém inibidor de oxidação. Qualquer respingo de peróxido deve ser imediatamente limpo;
- Espátulas de metal não devem ser usadas para manusear peróxidos, e sim, de madeira ou cerâmica;

- Evitar fontes de calor;

- Soluções de peróxidos devem ser armazenadas em frascos de polietileno com tampa esmerilhada, jamais em frascos de vidro com tampa esmerilhada;

- Evitar qualquer tipo de impacto, tais como, moagem, fricção. Jamais destilar éter sem antes fazer o teste de peróxido;

- Para minimizar a decomposição, os peróxidos devem ser estocados em temperaturas baixas, de acordo com a sua solubilidade e ponto de congelamento.

Descarte de Peróxidos

- Pequenas Quantidades

Os peróxidos devem sempre ser descartados na forma diluída e nunca pura. Pequenas quantidades (25 gramas ou menos), geralmente são descartadas após diluição com água para uma concentração de 2% ou menos e então transferidos para um frasco de polietileno contendo uma solução aquosa de um agente redutor, tal como o sulfato ferroso ou bissulfito de sódio. Dessa forma, o material pode ser manuseado como rejeito químico, mas, nunca misturá-lo com outros rejeitos.

- Grandes Quantidades

Quantidades maiores (acima de 25 gramas) requerem manuseio especial, sendo cada caso considerado separadamente.

108

> Nunca lançar peróxido diretamente na pia, e nem enterrá-lo. A coleta desses resíduos deve ser feita por pessoal especializado

Características do Peróxido de Hidrogênio

É um poderoso oxidante. As concentrações de uso variam de 3 a 90% em peso. Pode causar combustão espontânea se permanecer em contato com materiais facilmente oxidáveis. Extremamente irritante aos olhos, pele e aparelho respiratório. Soluções de 35 % em peso e maiores podem causar facilmente formação de bolhas na pele, que devem ser tratadas por um médico. As pessoas que manipulam peróxido de hidrogênio devem ser avisadas de seus riscos, receber instruções necessárias à utilização das práticas seguras. Em caso de contato com a pele, lavar abundantemente com água. Devem usar equipamentos de proteção individual, tais como: óculos de proteção, luvas de borracha de cloropreno ou PVC.

A Água Oxigenada é uma solução de peróxido de hidrogênio a 3% em peso (8 a 12 volumes de oxigênio). Deve ser mantida afastada da luz solar e armazenada em locais refrigerados. Manter afastada de oxidantes, cloretos, fenol, entre outras substâncias químicas. É utilizado como antisséptico e agente de limpeza.

PARTE 18

AGROTÓXICOS

Os agrotóxicos, defensivos agrícolas, pesticidas ou agroquímicos, são substâncias químicas sintéticas utilizadas para matar pragas, insetos, bactérias, fungos e outras plantas. Tipos de Agrotóxicos:

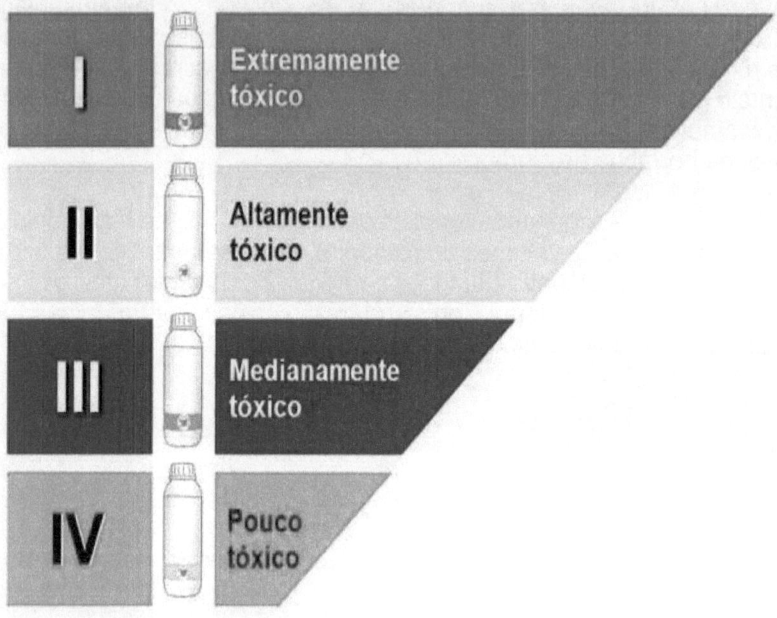

Tipo I – Rótulo vermelho
Tipo II – Rótulo amarelo
Tipo III – Rótulo azul
Tipo IV – Rótulo verde

A partir de 23 de julho de 2019, a Anvisa publicou uma nova classificação de risco:

Novo marco regulatório de agrotóxicos

Anvisa alterou forma de classificação e os rótulos
das embalagens dos produtos vendidos no Brasil

Como era

Como vai ser

Classe I

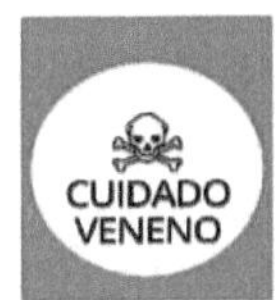

Extremamente tóxico
Causa corrosão da pele. Nos olhos, causa opacidade da córnea reversível em 7 dias ou não, além de oferecer persistente irritação na área.

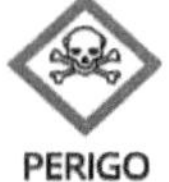

Extremamente tóxico
Fatal se ingerido, em contato com a pele ou inalado.

Altamente tóxico
Idem. A diferença para o pior grau está na quantidade de exposição ao produto.

Classe II

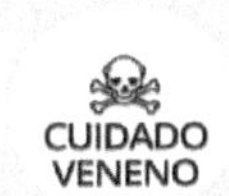

Altamente tóxico
Causa irritação severa na pele. Nos olhos, não causa opacidade da córnea, apenas irritação reversível em 7 dias.

Moderadamente tóxico
Causa intoxicação se ingerido, em contato com a pele ou inalado.

Classe III

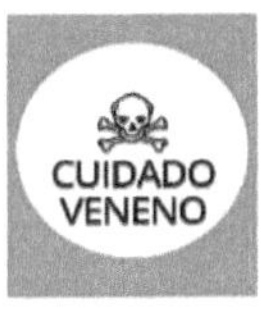

Medianamente tóxico
Causa irritação moderada na pele. Nos olhos, não causa opacidade da córnea, apenas irritação reversível em 72 horas.

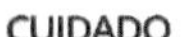

Pouco tóxico
Nocivo se ingerido, em contato com a pele ou inalado.

Improvável de causar dano agudo
Pode ser perigoso se ingerido, em contato com a pele ou inalado.

Classe IV

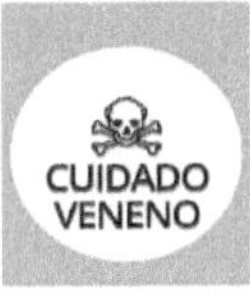

Pouco tóxico
Pode causar irritação leve na pele. Nos olhos, não causa opacidade da córnea, apenas irritação reversível em 24 horas.

Não Classificado
Sem riscos ou recomendações.

Fonte: Anvisa

Infográfico elaborado em: 23/07/2019

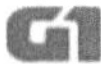

111

Os agrotóxicos são classificados em:

* Inseticidas: usados para controlar os insetos e pragas das plantações.
* Herbicidas: utilizados para matar as plantas que são consideradas danosas para as plantações.
* Bactericidas: usadas para controlar as bactérias que podem afetar as plantações.

* Fungicidas: usados para controlar os fungos que crescem em locais de plantio

O Brasil, segundo dados da Anvisa é o país que mais utiliza agrotóxicos desde 2008, principalmente em alimentos.

Dentre alguns produtos que possuem elevadas concentrações de agrotóxicos, destacam-se legumes, verduras e frutas como, uva, morango, entre vários outros.

O Brasil tem, segundo o estudo, 504 agrotóxicos de uso permitido. Desses, 30% são proibidos na União Europeia – alguns há mais de uma década (LAZZERI, 2017). Os gráficos, a seguir, foram extraídos da mesma reportagem.

AGROTÓXICOS ALÉM DO LIMITE

Em alguns casos, o limite máximo de resíduos em alimentos e na água potável aceito no Brasil é centenas de vezes maior

LIMITE MÁXIMO DE RESÍDUOS EM ALIMENTOS – MG/KG

Alimento	Tipo de agrotóxico	Limite UE	Limite BRASIL	Quantas vezes o limite no Brasil é maior que na UE
Arroz	2,4-D HERBICIDA	0,10	0,20	2
Milho	Atrazina HERBICIDA	0,05	0,25	5
Citros	Acefato INSETICIDA/ACARICIDA	0,01	0,20	20
Soja	Glifosato HERBICIDA	0,05	10,00	200
Feijão	Malationa INSETICIDA/ACARICIDA	0,02	8,00	400

LIMITE MÁXIMO DE RESÍDUO EM ÁGUA POTÁVEL – UG/L

Tipo de agrotóxico	Limite máximo UE	Limite máximo BRASIL	Quantas vezes o limite máximo no Brasil é maior que na UE
2,4D HERBICIDA	0,1	30	300
Clorpirifós INSETICIDA/ACARICIDA	0,1	30	300
Diuron HERBICIDA	0,1	90	900
Mancozebe FUNGICIDA/ACARICIDA	0,1	180	1.800
Tebuconazol FUNGICIDA	0,1	180	1.800
Glifosato HERBICIDA	0,1	500	5.000

Fonte: Dados do Brasil são de 2017; os da União Europeia, de 2015

LIBERADOS AQUI, PROIBIDOS NA UNIÃO EUROPEIA

Comparação mostra quantidade de agrotóxicos usados no Brasil
por tipo de cultura e quantos são vetados na UE

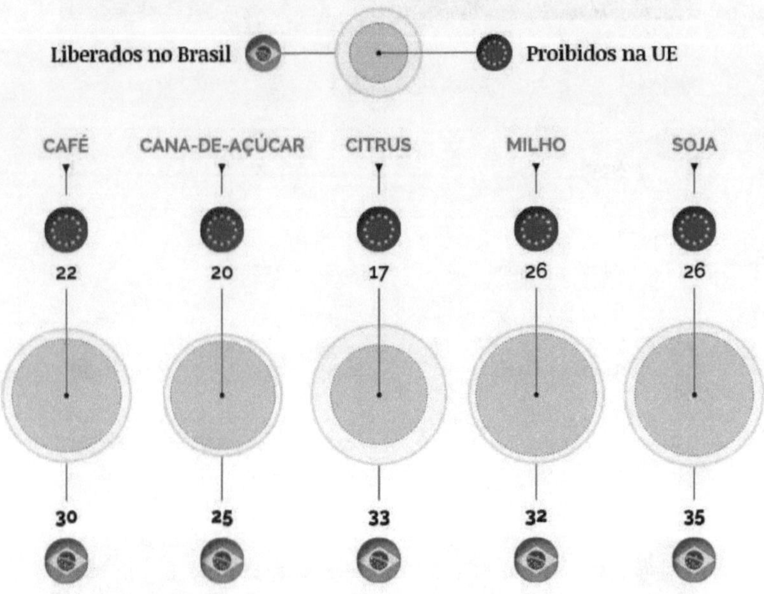

Fonte: Dados do Brasil são de 2017; os da União Europeia, de 2015

No link abaixo, podem ser obtidas informações químicas sobre os agrotóxicos liberados no Brasil:

http://portal.anvisa.gov.br/registros-e-autorizacoes/agrotoxicos/produtos/monografia-de-agrotoxicos/autorizadas

O Ministério da Agricultura, Pecuária e Abastecimento possui o AGROFIT, que é um banco de informações sobre os produtos agroquímicos e afins registrados no Ministério, e permite a realização de pesquisas importantes para o controle de pragas na agricultura brasileira.

http://www.agricultura.gov.br/assuntos/insumos-agropecuarios/insumos-agricolas/agrotoxicos/agrofit

PARTE 19

NANOMATERIAIS

A nanotecnologia é o estudo, desenho, criação, síntese, manipulação, aplicação e exploração de materiais, aparelhos e sistemas funcionais através do controle da matéria na nano escala. Ocupa-se da manipulação, 'controlada' e produção de materiais, instrumentos e estruturas em escala nanométrica (Gerardo Iglesias • http://www.rel-uita.org).

No Brasil ainda não temos legislação sobre esse assunto, apenas um Projeto de Lei que regulamenta a rotulagem de produtos da nanotecnologia e de produtos que fazem uso da nanotecnologia.

O termo "nanotecnologia" foi cunhado, em 1974, pelo pesquisador japonês Norio Taniguchi (1912-1999) da Universidade de Tóquio.

O marco fundador dessa área teria sido uma palestra proferida, em 1959, pelo físico americano Richard Feynman (1918-1988), quando disse: "Há muito espaço lá embaixo", referindo-se a possibilidades de se produzir materiais menores que o átomo.

Um "nano" equivale a um bilionésimo de metro (SHATKIN, 2008). Escala de tamanho (ARCURI, 2012):

Múltiplo	Nome	Símbolo	Submúltiplo	Nome	Símbolo
10^0	metro	m	10^0	metro	m
10^1	decâmetro	dam	10^{-1}	decímetro	dm
10^2	hectômetro	hm	10^{-2}	centímetro	cm
10^3	quilômetro	km	10^{-3}	milímetro	mm
10^6	megametro	Mm	10^{-6}	micrômetro	μm
10^9	gigametro	Gm	10^{-9}	nanômetro	nm
10^{12}	terametro	Tm	10^{-10}	Ångstrom	Å
10^{15}	petametro	Pm	10^{-12}	picômetro	pm
10^{18}	exametro	Em	10^{-15}	femtômetro	fm
10^{21}	zettametro	Zm	10^{-18}	attometro	am
10^{24}	iotametro	Ym	10^{-21}	zeptômetro	zm

O que mais preocupa sob o aspecto de segurança e meio ambiente são as nanopartículas. São vários tipos:

- Partículas inorgânicas ou orgânicas, cristalinas ou amorfas, e podem ser encontradas como:
- Partículas simples/individuais,
- Agregadas, em pó ou dispersas em uma matriz, sobre coloides, suspensões e emulsões, nanofilmes ou nanocamadas.

Em termos de segurança desses materiais, algumas perguntas ainda estão em aberto:

1.Qual a toxicidade desses materiais?

2.Como eles penetram no ser humano, vegetais, animais, solo, ar ou água?

3.Esses materiais são transformados no ambiente?

4.Que tipo de rejeito é produzido na sua produção?

Áreas de utilização e produtos:

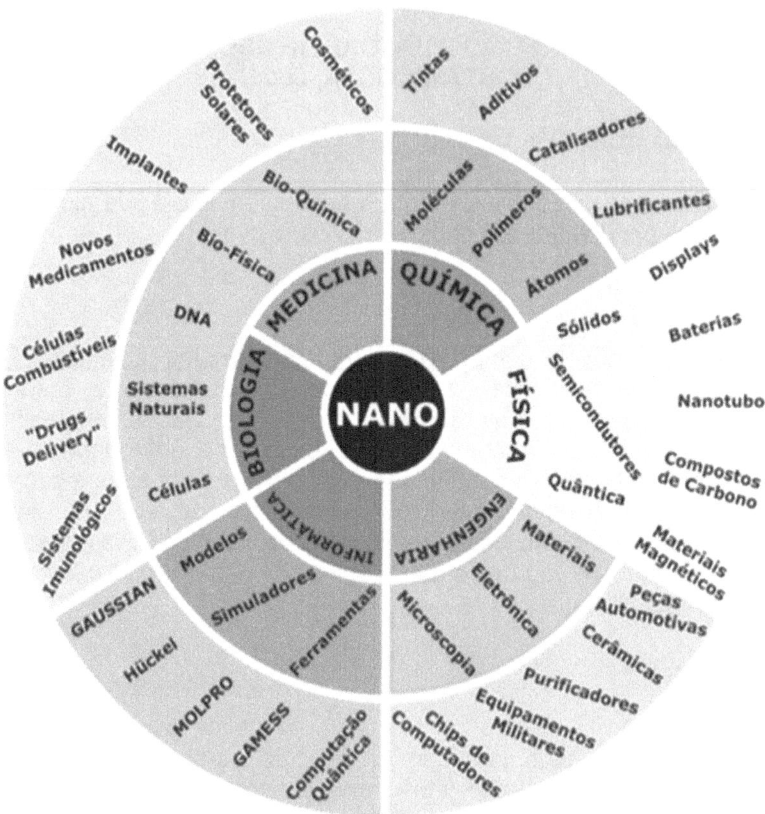

http://nanotech.ica.ele.puc-rio.br/nano_introducao.asp

PARTE 20

OUTRAS SUBSTÂNCIAS QUÍMICAS DE USO EM EMPRESAS
(COSTA e COSTA, *2005*)

- Ácido Muriático

Usado em limpeza de pisos e outros processos, é o ácido clorídrico comercial (ver cuidados em substâncias corrosivas).

- Água-Raz

Solvente inflamável, composto de hidrocarbonetos alifáticos. Se ingerida, torna-se tóxica, necessitando de atendimento médico urgente. Em caso de inalação de grandes quantidades, remover o trabalhador do local e administrar oxigênio, enquanto aguarda-se atendimento médico. No contato com a pele, lavar com água e sabão, e contato com os olhos, lavar abundantemente com água corrente. Procure manuseá-lo em locais ventilados e com uso de EPIs (máscara com filtro químico – vapores orgânicos, luva de látex ou nitrílica, óculos de segurança).

- Gasolina

A gasolina é uma mistura de hidrocarbonetos na faixa de 4 a 12 carbonos. Dependendo da origem do petróleo e o processo de refino, a gasolina pode apresentar teores de benzeno entre 0,5 a 5%. Se ingerida, torna-se bastante tóxica, necessitando de atendimento médico urgente. Em caso de inalação de grandes quantidades, remover o trabalhador do local e administrar oxigênio, enquanto aguarda-se atendimento médico. No contato com a pele e olhos, lavar abundantemente com água corrente. A manipulação de gasolina em interiores, em áreas não ventiladas, pode provocar explosões. Deve-se manuseá-las com luvas e máscaras. Não a utilize para lavagem de mãos ou outras partes do corpo, em função da sua toxicidade. NOTA: hidrocarboneto, composto químico constituído apenas por átomos de carbono e hidrogênio.

- Óleo Diesel

É uma mistura de hidrocarbonetos que contém entre 12 e 20 carbonos. Pode conter variados teores de enxofre (GOES, 1991). Se ingerido, torna-se tóxico, necessitando de atendimento médico urgente. Em caso de inalação de grandes quantidades, remover o trabalhador do local e administrar oxigênio, enquanto aguarda-se atendimento

118

médico. No contato com a pele, lavar com água e sabão, e contato com os olhos, lavar abundantemente com água corrente.
Procure manuseá-lo em locais ventilados e com uso de EPIs.

- Óleo Lubrificante

É formado por uma complexa mistura contendo entre 40 e 50 carbonos e resíduos de hidrocarbonetos aromáticos, policíclicos e aditivos (GOES, 1991). Se ingerido, torna-se tóxico, necessitando de atendimento médico urgente. Por possuir baixa pressão de vapor, a inalação não ocorre em situações normais, exceto quando manuseado a altas temperaturas. No contato com a pele, lavar com água e sabão, e contato com os olhos, lavar abundantemente com água corrente.

NOTA: hidrocarbonetos aromáticos, composto químico que possui, em sua molécula, pelo menos um anel de benzeno.

- Óleo Lubrificante "Queimado"

Utilizar óleo lubrificante usado, o denominado "óleo queimado" como combustível ou descartá-lo em solos ou águas, é crime, e está previsto na Lei 9.605/98, que trata dos crimes ambientais. Segundo a Resolução Nº362, de 23 de junho de 2005, todo óleo lubrificante usado ou contaminado deverá ser recolhido, coletado e ter destinação final, de modo que não afete negativamente o meio ambiente e propicie a máxima recuperação dos constituintes nele contidos. Somente pode coletar esses produtos, quem possui registro como Coletor de Óleos Lubrificantes Usados ou Contaminados expedido pela Agência Nacional do Petróleo - ANP, e licença para transporte de produtos perigosos dado pelo órgão ambiental estadual.

- Produtos utilizados para o controle de pragas urbanas

Entende-se como pragas urbanas nos locais de trabalho: baratas, formigas, mosquitos, ratos, escorpiões, etc. Evite o contato dos produtos usados para o combate a essas pragas com a pele e com o sistema respiratório.

- Querosene

É uma mistura de hidrocarbonetos alifáticos, olefínicos e aromáticos. Os principais componentes são alifáticos na faixa de 10 a 16 carbonos (GOES, 1991). Se ingerido, torna-se tóxico, necessitando de atendimento médico urgente. Em caso de inalação de grandes quantidades, remover o trabalhador do local e administrar oxigênio, enquanto aguarda-se atendimento médico. No contato com a pele, lavar com água e sabão, e contato com os olhos, lavar abundantemente com água corrente. O querosene é lipossolúvel (dissolve gorduras), ou seja, o contato com a pele, significa a sua absorção pelo organismo. Trabalhe sempre com luvas para prevenir esta absorção.

NOTA: hidrocarbonetos alifáticos são compostos de cadeia aberta e podem ser saturados ou insaturados.

* Thinner

Solvente inflamável constituído de uma mistura de hidrocarbonetos aromáticos, ésteres, cetonas e álcoois. Se ingerido, necessita de atendimento médico urgente. Em caso de inalação de grandes quantidades, remover o trabalhador do local e administrar oxigênio, enquanto aguarda-se atendimento médico. No contato com a pele, lavar com água e sabão, e contato com os olhos, lavar abundantemente com água corrente. Procure manuseá-lo em locais ventilados e com uso de EPIs (máscara com filtro químico – vapores orgânicos, luva de látex ou nitrílica, óculos de segurança). Existe um thinner ecológico, obtido a partir da destilação de óleos cítricos, que substitui, em grande parte, o thinner tradicional.

PARTE 21

CUIDADOS COM OUTRAS SUBSTANCIAS QUÍMICAS DE USO EM AMBIENTES DE SAÚDE
(http://msds.chem.ox.ac.uk/)

- Acido bórico

Cristais, grânulos ou pó branco, inodoro. Utilizado como antisséptico de pele e também em soluções de uso oftálmico, entre outras aplicações. E um produto tóxico e irritante para a pele. Ao utilizar essa substância, os seguintes EPIs devem ser disponibilizados – luvas de neoprene, protetor facial e máscara.

- Acido peracético

Liquido oxidante e corrosivo, inflamável. Ao utilizar essa substância, os seguintes EPIs devem ser disponibilizados - luvas de neoprene, protetor facial.

- Acrilamida

Na temperatura do seu ponto de fusão ou sob a ação de raios UV, polimeriza-se espontaneamente. Tóxico por inalação e contato com a pele e por ingestão. Irritante para a pele. Durante a sua manipulação, em local livre de turbulência, usar luvas de neoprene, óculos de proteção ou protetor facial. Deve ser estocada em pequenas quantidades, ao abrigo da luz, e afastada de substâncias ácidas ou básicas.

- Aldeído fórmico

É uma substância extremamente reativa, polimeriza-se facilmente, o que é evitado pela adição de metanol. As soluções de aldeído fórmico são corrosivas para a maior parte dos metais, exceto aço inoxidável e alumínio. É um forte irritante para a pele, olhos e mucosas respiratórias. É caustico por ingestão. A sua utilização por longos períodos pode provocar reações alérgicas. Deve ser estocado em locais ventilados a temperatura de 16 a 35 graus celsius. No seu manuseio, usar luvas de neoprene, óculos de proteção e trabalhar em capelas.

- Brometo de ethidium – Bet

É um produto mutagênico no homem, irritante para os olhos e pele e nocivo por inalação. As operações de pesagem de BEt devem ser feitas em ambiente sem turbulência e o operador deve estar munido da devida proteção respiratória, alem de luvas de neoprene e óculos de proteção. Os laboratórios que utilizam o BEt devem possuir procedimentos escritos para a destruição e descontaminação desse produto.

- Citostáticos

A quimioterapia antineoplásica consiste no emprego de substâncias químicas, isoladas ou em combinação, com o objetivo de tratar as neoplasias. São drogas que atuam em nível celular, interferindo no seu processo de crescimento e divisão (BONASSA, 2005). Os trabalhadores da saúde que manipulam substâncias citostáticas devem merecer atenção redobrada. Sabe-se que muitos desses produtos são mutagênicos ou carcinogênicos. Entre os cuidados gerais deve-se observar.

- A preparação e a administração desses produtos devem ser feitas por pessoal qualificado e devidamente treinado;
- Os processos anteriores devem ser realizados em ambientes calmos e onde não se deve comer, beber ou fumar;
- Todas as conexões utilizadas nesses processos devem estar devidamente seguras;
- As preparações devem estar adequadamente rotuladas, contendo nome do paciente, numero do quarto, o nome do produto, a dose, via de administração, data e hora de preparação e data de vencimento;
- Antes e depois de trabalhos com quimioterápicos deve-se proceder a lavagem correta das mãos;
- Gestantes não deverão trabalhar nessa atividade;
- Todos os profissionais envolvidos na preparação deverão utilizar os EPIs adequados (dois pares de luvas de látex, jalecos de manga cumprida com punho ajustado, óculos de segurança, e outros, de acordo com o processo em pratica). O trabalho deve ser executado em cabines de segurança biológica;
- Todo material usado, e demais resíduos, inclusive aqueles oriundos de possíveis derrames, devem ser descartados de acordo com a legislação em vigor (ANVISA, 2004);

- As áreas onde se manipulam citostáticos devem ser devidamente sinalizadas e de entrada restrita.

- Cloreto de lítio

É extremamente higroscópico. Irritante para a pele e os olhos. Na sua utilização, usar luvas e óculos de proteção.

- Clorofórmio

É irritante para a pele, para os olhos e anestésico em concentrações de 1 a 2% por inalação. A sua exposição prolongada provoca graves riscos à saúde. Estocar em locais ventilados, longe de bases e principalmente acetona. Na sua utilização, usar luvas de PVA, máscara e óculos de proteção. Se possível substituir por diclorometano.

> Lança-perfume: solvente à base de cloreto de etila, que vem em tubos metálicos ou de vidro e é muito usado em carnavais. No Brasil é proibido. Muitas pessoas confundem o lança–perfume com o "cheirinho da loló", que é um preparado à base de éter e clorofórmio, cuja fabricação é ilegal.

- Clorohexidina

É uma substância usada como antisséptica para a pele. Devido ao seu custo, seu uso é limitado. Geralmente se usa combinada com álcool 70%, quando sua ação germicida aumenta. Ao utilizar essas substâncias, os seguintes EPIs devem ser disponibilizados – luvas de neprene e protetor facial.

- Cloro orgânico

Essas substâncias são assim chamadas porque a estrutura química deste tipo de derivado clorado, possui carbono. Os principais representantes dessa classe são: dicloro isocianureto de sódio e o ácido tricloroisocianúrico. Esses compostos surgiram na década de 1970 e foram denominados 'cloraminas orgânicas'. Normalmente são comercializados na forma de pó ou granulado, já que são mais estáveis que os compostos clorados inorgânicos. São utilizados para desinfecção de águas e superfícies, inclusive metálicas, já que em função de possuir um pH entre 6,0 e 8,0 (os compostos clorados inorgânicos, geralmente variam de 11,0 a 12,5) não se tornam corrosivos. São irritantes para a pele e os olhos. Ao utilizar esses produtos, os seguintes EPIs devem ser disponibilizados. Luvas de neoprene, óculos de segurança e mascaras.

- Dimetil sulfóxido – DMSO

É um produto de toxicidade média. Evitar seu contato com ácido perclórico, o que pode provocar violenta reação. No seu uso, utilizar luvas e óculos de proteção. Estocar em locais ventilados.

- Dodecilsulfato de sódio

É nocivo em caso de ingestão e contato com a pele e os olhos. Deve ser estocado em locais ventilados. Durante a sua manipulação em capelas, usar luvas e óculos de proteção.

- Fenóis sintéticos

Os fenóis sintéticos são derivados do fenol, onde átomos de hidrogênio ligados ao anel benzênico foram substituídos por grupos funcionais (alquil, fenil, benzil ou halogênicos). Os compostos mais encontrados em formulações de desinfetantes são – orto-fenilfenol, orto-benzil, para-clorofenol, entre outros. São utilizados, principalmente para desinfecção de superfícies (bancadas, pisos, etc. Muito usado em hospitais, laboratórios, biotérios, entre outros locais, onde haja necessidade de desinfecção na presença de material orgânico. Os fenóis sintéticos são tóxicos quando ingeridos e irritantes para a pele e para os olhos. Podem causar hiperbilirrubinemia em recém nascidos, daí não serem indicados para uso em berçários. Ao manusear fenóis sintéticos os seguintes EPIs devem ser disponibilizados - luvas de neprene, protetor facial e mascara.

- Fenol

É tóxico por contato com a pele e por ingestão. Provoca queimadura química. Em caso de contato com a pele, lavar abundantemente com água corrente. Estocar ao abrigo de raios solares, longe de produtos oxidantes em locais ventilados. Na sua manipulação, usar luvas de polietileno ou policloroprene e óculos de proteção.

- Formaldeido

O formaldeído é um gás encontrado disponível na forma liquida em soluções de 37 a 40%, contendo metanol para retardar a polimerização (formalina), e na forma sólida, polimerizado em paraformaldeído. É utilizado, principalmente para descontaminação, através de fumigação em ambientes fechados. Na área hospitalar, como esterilizante de artigos críticos termossensiveis e na desinfecção de artigos semicríticos, sendo também utilizado para desinfecção de capilares dos sistemas dialisadores. Em função da sua toxicidade e caráter irritante (olhos e aparelho respiratório), não é recomendado para desinfecção rotineira de superfícies, equipamentos e vidraria. Possui potencial carcinogênico. Ao utilizá-lo, os seguintes EPIs devem ser disponibilizados – luvas de neoprene, protetor facial e mascara.

- Formamida

É um forte irritante para os olhos e a pele. Na sua manipulação em capelas, utilizar luvas e óculos de proteção. Deve ser estocada em locais frescos.

- Glutaraldeido

É usado, principalmente como esterilizante e desinfetante de equipamentos médicos que não podem ser submetidos a métodos físicos. Alem disso não coagula material protéico e não é corrosivo para metais, materiais de borracha e lentes. Em função do custo, não é indicado para desinfecção de superfícies de maneira rotineira, apenas em situações especiais, dependendo do microorganismo envolvido. O glutaraldeido é uma substância tóxica, irritanta para a pele, mucosas e olhos. Ao utilizar esta substância, os seguintes EPIs devem ser disponibilizados – luvas de neoprene, protetor facial e máscara.

- Hexaclorofeno

Utilizado como antisséptico e bactericida. É um pó cristalino, inodoro e combustível. Em caso de incêndio se desprendem gases tóxicos e irritantes. O contato prolongado com a pele pode causar dermatite severa. Ao utilizar este produto, os seguintes EPIs devem ser disponibilizados - luvas de neoprene, protetor facial.

- Hidróxido de metil-mercurio – HMM

É um produto extremamente tóxico por inalação, contato cutâneo e ingestão. É teratogênico em animais e mutagênico no homem. Decompõe-se com o calor, liberando vapores de mercúrio. Deve ser conservado em refrigerador. Ao utilizar essa substância, os seguintes EPIs devem ser disponibilizados – luvas de neoprene, protetor facial e máscara.

- Hipoclorito de sódio

Usado como desinfetante, branqueador na industria têxtil e de papel, entre outras aplicações. Geralmente apresenta-se em solução de cor verde-amarelada com odor de cloro. É um produto sensível a luz, instável, principalmente acima de 40 graus celsius, não inflamável, entretanto, pode provocar fogo em contato com material orgânico. É irritante para a pele e os olhos e o sistema respiratório. Não deve ser usado em metais, devido a sua corrosividade. Seu uso deve ser restrito a plásticos, vidro, acrílico e borracha. Evitar o contato com sais de amônio, metanol, aziridina e fenilacetonitrila. Ao utilizar essa substância, os seguintes EPIs devem ser disponibilizados – luvas de neoprene, protetor facial e máscara. O ambiente deve ser adequadamente ventilado.

- Iodofóros

São misturas resultantes da combinação entre o iodo e um agente solubilizante ou carreador. O mais conhecido é a polivinilpirrilidona – iodo (PVP-I). São utilizados em antissepsia como alternativa a clorexidina e em situações onde é necessária uma ação rápida e de amplo espectro. Em hospitais, usa-se para desinfecção de artigos como – ampolas, vidros, termômetros, entre outros. Não são indicados para materiais que absorvam o iodo, como plásticos. Possuem baixa toxicidade, porém são irritantes para os olhos e em menor extensão para a pele. Ao utilizar essas substâncias, os seguintes EPIs devem ser disponibilizados – luvas de neoprene, protetor facial e máscara.

- Mercaptoetanol

Decompõe-se com o calor, liberando vapores irritantes e tóxicos de SO_2, CO, CO_2. É muito irritante para os olhos e moderadamente irritante para a pele e nocivo por inalação e ingestão. Usar proteção para os olhos e luvas durante a sua manipulação em capelas, além de proteção respiratória

- N,N,N,N-tetrmetil-elileno diamino – TEMED

É um produto extremamente irritante para a pele e os olhos, nocivo por inalação e por ingestão, além de provocar reações de hipersensibilidade. Deve ser estocado em refrigerador de segurança e o frasco protegido da umidade do ar. Incompatível com ácidos, cloretos ou anidridos de ácido, e agentes oxidantes. Na sua utilização, em capelas, usar luvas de neoprene, proteção respiratória, óculos de proteção.

- Quaternários de amônia

Os compostos conhecidos como quaternários de amônio são substâncias onde o átomo de nitrogênio do grupo amônio possui uma valência de cinco, sendo quatro dos substituintes, radicais alquila ou arila e o quinto um haleto (cloreto), sulfato ou similar. As características de ação dessas substâncias dependem do tamanho das cadeias e dos radicais. Os compostos mais utilizados são: cloretos de alquildimetilbenzilamônio e cloretos de dialquildimetilmetilamônio. São recomendados para desinfecção ordinária de superfícies não criticas como pisos, mobiliários e paredes. Apropriados para desinfecção de superfícies em todas as áreas relacionadas com alimentos. Essas substâncias apresentam baixa toxicidade, porém podem causar irritações e sensibilização da pele. Ao utilizá-los, os seguintes EPIs devem ser disponibilizados: luvas de neoprene e óculos de segurança.

- Pirocarbonato de etila – DEPC

Deve ser rapidamente usado após a abertura do frasco, devido à produção de CO_2 e ao risco de explosão. É irritante para a pele, os olhos e as mucosas. Acetato de celulose, poliestireno, acetato e cloreto de vinila são atacados pelo DEPC, ao passo que polietileno e teflon não o são. Na sua utilização, usar luvas e óculos de proteção.

- Sulfato de dimetila

É um produto extremamente corrosivo e irritante. Os seus vapores produzem lesões oculares graves e podem, se inalados, provocar irritações broncopulmonares sérias. Em caso de contato com os olhos, lavar abundantemente com água corrente. Na sua manipulação em capela, usar luvas e óculos de proteção.

PARTE 22

CUIDADOS COM ALGUNS METAIS
(http://msds.chem.ox.ac.uk/)

- Arsênio (As)

O arsênio é um metal de ocorrência natural, sólido, cristalino, de cor cinza-prateada. Exposto ao ar, perde o brilho e torna-se um sólido amorfo de cor preta. Esse metal é utilizado como agente de fusão para metais pesados, em processos de soldagens e na produção de cristais de silício e germânio. O arsênio é usado na fabricação de munição, ligas e placas de chumbo de baterias elétricas. Na forma de arsenito é usado como herbicida e como arsenato, é usado nos inseticidas. No homem produz efeitos nos sistemas respiratório, cardiovascular, nervoso e hematopoiético. No sistema respiratório ocorre irritação com danos nas mucosas nasais, laringe e brônquios. Exposições prolongadas podem provocar perfuração do septo nasal e rouquidão característica e, a longo prazo, insuficiência pulmonar, traqueobronquite e tosse crônica. No sistema cardiovascular são observadas lesões vasculares periféricas e alterações no eletrocardiograma. No sistema nervoso, as alterações observadas são sensoriais e polineuropatias, e no sistema hematopoiético observa-se leucopenia, efeitos cutâneos e hepáticos. Tem sido observada também a relação carcinogênica do arsênio com o câncer de pele e brônquios.

- Cádmio (Cd)

Entrada no organismo por vias respiratórias. É extremamente tóxico. Pós de óxidos no ar podem causar pneumonites, fibrose, edemas pulmonares e doenças renais. Inalação de 40 mg, com retenção de 04 mg, nos pulmões, pode ser fatal. Partículas muito finas no ar formam mistura inflamável (FILHO, 2008).

- Chumbo (Pb)

Na forma metálica ou óxidos. Provoca alterações no sistema nervoso central. Interfere na rota metabólica, provocando anemias. É teratogênico para a mulher na fase de gestação. O chumbo pode penetrar no corpo na forma de pó, vapor ou fumo, além da ingestão de resíduos, através das mãos, bebidas, comidas ou cigarros. Mesmo em pequenas quantidades, o chumbo, com o tempo vai se acumulando no organismo e pode provocar danos ao cérebro, nervos, rins e células sanguíneas, entre outros. De acordo com o Center for Disease Control and Prevention (USA), o chumbo absorvido se distribui no organismo. No sangue, os estudos têm mostrado que sua meia vida é de 25 dias. Em torno de 95% do chumbo absorvido se depositam nos ossos e dentes, os restantes 5% nos tecidos moles e sangue. Do chumbo no sangue, 1% se encontra no plasma e 99% associado aos eritrócitos*. A vida média do chumbo nos tecidos moles é em torno de 40 dias e nos ossos mais de 25 anos. Em estados de stress como gravidez, lactação e doenças crônicas este metal pode ser mobilizado dos ossos e se constituir em fonte de elevação de seus níveis sangüíneos (FILHO, 2008; COSTA e COSTA, 2005; CVE, 2003)

<table><tr><td>*Eritrócitos são glóbulos vermelhos maduros, ou seja, células do sangue que transportam oxigênio</td></tr></table>

- Cromo (Cr)

A forma cromo VI no organismo humano reage com a metionina, reduzindo a cromo III. Provoca irritação nos olhos e vias aéreas superiores. Contato com a pele provoca ulcerações crônicas, perfuração do septo nasal. Pode produzir coloração marrom da língua e dentes e carcinoma broncogênico (FILHO, 2008)

- Mercúrio (Hg)

Assimilação via respiratória, atuando no Sistema Nervoso Central (SNC). Causa perda de memória, hipertensões e depressões que podem levar ao suicídio. Muito volátil. Armazenar sob água. Evitar o uso de termômetros de Hg em estufas. Não dispor termômetros quebrados no lixo doméstico, até porque vidro partido é um resíduo perfurocortante, portanto agente causador de ferimentos. Resíduos mercuriais gerados em consultórios odontológicos e outras atividades de ambientes da saúde devem ter destinação controlada, e não devem ser descartados nos sistemas prediais de esgoto e nem no lixo doméstico. Algumas observações importantes (APLIQUIM, 2003):

- Toda sobra de mercúrio que não seja utilizada imediatamente, deve ser recolhida em um frasco bem vedado. Esse mesmo critério deve ser aplicado às obturações de amálgama removidas de pacientes. O frasco deve ser, de preferência, de plástico rígido com tampa rosqueada que assegure a boa vedação.

- No caso de derramamento involuntário de pequenas quantidades do mercúrio, esse deve ser recolhido imediatamente, utilizando-se uma fita crepe para fixar as microgotículas que se dispersam. O contato direto do mercúrio metálico com a pele não é crítico, mas deverá ser sempre que possível evitado.

- No caso de derramamento de quantidades maiores (quebra de um frasco, por exemplo) deve-se evitar o contato direto com o corpo e procurar imediatamente arejar o local. Se ocorrer em área de circulação, isolá-la até que a remoção possa ser feita.

- Na limpeza de locais contaminados pode ser utilizado aspirador de pó que utilize sacos de papel descartável (tipo papel de filtro). Esses sacos devem ser descartados com os mesmos cuidados adotados na manipulação do mercúrio. Em caso de dúvida deve-se recorrer a pessoal especializada para proceder a descontaminação do local.

- Lâmpadas usadas de vapor de mercúrio e de sódio, que também contém mercúrio, devem ser coletadas por empresas específicas e seguir as recomendações da NBR 10004.

- Tetróxido de Ósmio

Muito utilizado na forma de tetróxido de ósmio. Pode ser fatal se for ingerido ou inalado. Causa irritação à pele, olhos e trato respiratório. A exposição a longo termo por inalação pode causar tosses crônicas, broncopneumonia, abcesso do pulmão e gangrenamento. Mantenha o material em um container bem fechado, armazenando-o em local fresco, seco em área ventilada. Atente para a tabela de incompatibilidade. Os containers vazios deste material são tóxicos, pois retém resíduos. Observe todos os avisos e precauções com relação ao produto. Usar os EPIs apropriados.

PREVENÇÃO E COMBATE A INCÊNDIOS

A proteção contra incêndios é uma questão importante a considerar quando falamos de segurança no trabalho, porque os efeitos de um incêndio podem ser desastrosos, não apenas para os funcionários, como também para a própria instituição (COSTA e COSTA, 2005).

O Fogo

Fogo é uma reação química que favorece a combustão de um material, produzindo emissão de calor acompanhada de fumaça, chama, ou ambos. Para que haja fogo é necessário que concorram os seguintes fatores:

- Corpo combustível (o que queima)
- Comburente - oxigênio do ar (que alimenta o fogo)
- Calor (que inicia o fogo)

Cada um dos três elementos tem que entrar nesse processo químico obedecendo rigorosamente às leis de Proust ou das proporções definidas. Esta reação química se caracteriza pela emissão de calor e de luz (geralmente acompanhada de chama). Uma maneira gráfica de demonstrar esta reação, denomina-se Triângulo do Fogo:

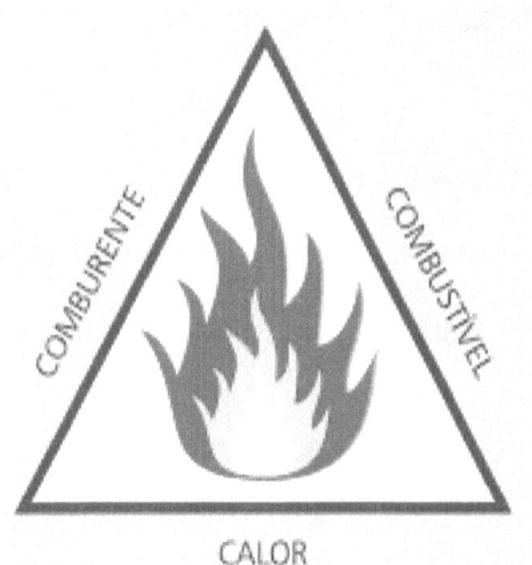

https://www.cursodebombeiro.com.br/8269-2/

A união indiscriminada dos três elementos não produzirá fogo. Portanto, a falta de um desses lados, provocará a extinção do fogo.

Para que o fogo se inicie é necessário, como vimos, que os três elementos estejam presentes, porém, para que fogo se mantenha, é necessário que a energia seja suficiente para manter a reação em cadeia. Este sistema é chamado de Tetraedro do Fogo.

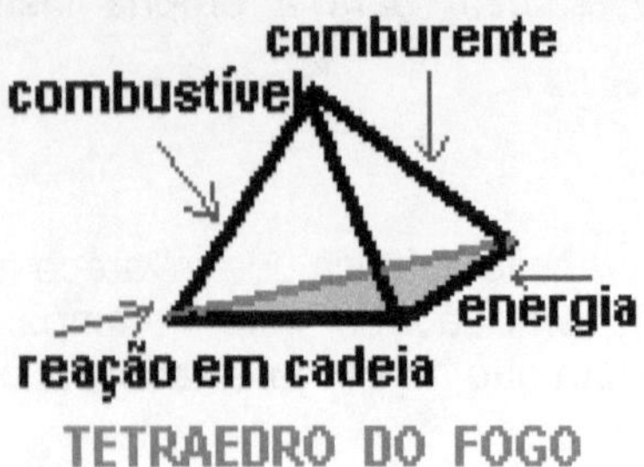

Combustão

Do ponto de vista da proteção contra incêndios, só nos interessam as combustões em presença da atmosfera de oxigênio. O ar que respiramos tem a seguinte composição:
78% de nitrogênio; 21% de oxigênio; 1% de outros gases.

Para que haja combustão é necessário que o oxigênio contido no ar atmosférico esteja em concentração mínima de 13%, ou seja:

- De 0 a 8% ....Não há combustão
- De 8 a 13%........................Combustão lenta
- De 13 a 21%......................Combustão viva

Formas de combustão

- Combustão viva: que desprende luz e calor (ex: gasolina em chamas);
- Combustão lenta: que não desprende luz (ex: oxidação do ferro).

Classificação dos materiais combustíveis

- Combustíveis sólidos: o que entra em combustão não é o corpo em si, mas os vapores que dele emanam. Fatores que afetam a combustibilidade:

- Composição Química: Os corpos mais combustíveis encerram os elementos, carbono, enxofre e hidrogênio. Ex: borracha ($C_{10}H_{16}$) e papel ($C_{16}H_{10}O_5$).
- Dimensões – os materiais finamente divididos entram em combustão mais rapidamente. Ex: madeira (serragem), pedaço de aço (esponja de aço).

OBS: a poelra em suspensão entrando em contato com uma fonte de ignição poderá explodir o ambiente. Ex: poeira dos moinhos. A maioria dos metais em seu estado comum não oferece perigo de incêndio, porém alguns deles oferecem riscos particulares, como: o sódio e o potássio que se oxidam rapidamente em contato com o ar, entrando em combustão e também reagem violentamente com água. O acondicionamento desses metais deve ser feito sob querosene.

- Combustíveis líquidos: também os líquidos não ardem, os vapores desprendidos da sua superfície é que entram em combustão. Fatores que afetam a combustibilidade:

  - Quantidade de vapores, superfície exposta, volatilidade, temperatura.

- Combustíveis gasosos: são os gases inflamáveis.

Transmissão de Calor

O calor é uma forma de energia que flui de um corpo para outro devido a uma diferença de temperatura. A transmissão do calor pode ocorrer através de 3 processos:

Condução: o calor se transmite de corpo para corpo ou em um mesmo corpo de molécula para molécula.

Convecção: o calor circula no meio transmissor. Esse fenômeno ocorre nos gases e líquidos.

Irradiação: as ondas caloríferas irradiadas pelo corpo em combustão atravessam o espaço.

Alguns Focos de Ignição

- Cabos elétricos sobrecarregados;
- Instalações elétricas sem proteção;
- Derramamento de combustíveis;

- Armazenamento inadequado de solventes;
- Trabalhadores fumando em zonas de armazenamento de solventes;
- Motores e máquinas com manutenção deficiente;
- Produtos químicos incompatíveis entre si, que entram em contato;
- Eletricidade estática.

Classes de Incêndio

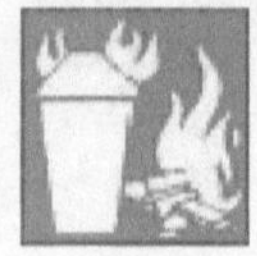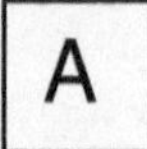

Classe A: materiais que queimam em superfície e em profundidade. Exemplos: madeira, papel, pano. <u>Agente extintor: água</u>.

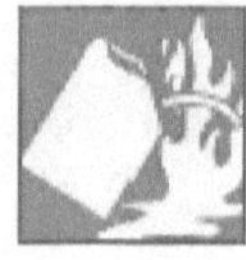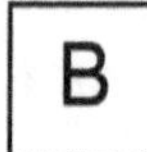

Classe B: materiais que queimam em superfície. Geralmente líquidos inflamáveis. Exemplos: gasolina e óleos. <u>Agente extintor: espuma, CO_2, jato de neblina</u>.

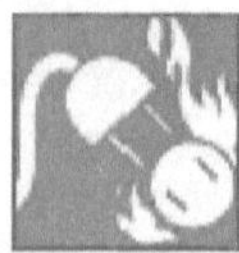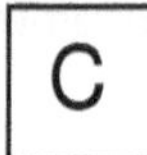

Classe C: aparelhos elétricos em atividade, como por exemplo, geradores, transformadores, etc. <u>Agente extintor: CO_2</u>.

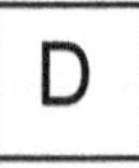

Classe D: requerem técnicas especiais. Classe de incêndio, que tem como combustível os metais pirofóricos, como magnésio, selênio, antimônio, lítio, potássio, alumínio fragmentado, zinco, titânio, sódio, urânio e zircônio. <u>Agente extintor: específico para cada tipo.</u>

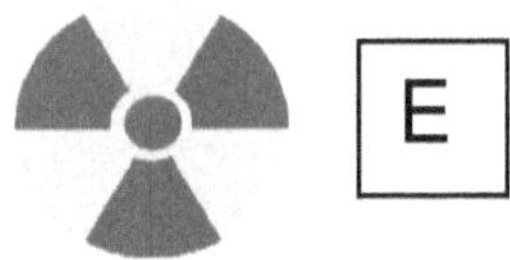

Classe E: materiais e equipamentos radioativos. Procedimentos corretos: consultar http://www.cnen.gov.br/seguranca/normas/mostra-norma.asp?op=203

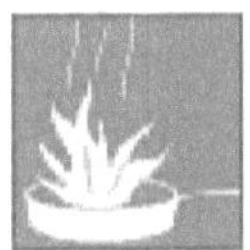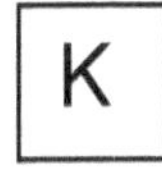

Classe K: incêndios em cozinhas. Exemplo: óleos vegetais. <u>Agente extintor: acetato de potássio</u>.

NOTA: Esta nova classe (K), gerada pela NFPA (National Fire Proteccion Association - USA) em 1998, está relacionada ao risco de incêndios em cozinhas, que decorre da presença de uma fonte de calor associada a elementos combustíveis, como gordura e óleos de cocção, que podem inflamar-se e permitir o alastramento do incêndio, atingindo coifas, dutos ou mesmo a totalidade das instalações. A presença de material combustível à temperatura igual ou superior ao ponto de combustão e a existência de superfícies aquecidas, propiciam a retomada do incêndio, mesmo após sua extinção inicial. Equipamentos de cocção como fritadeiras, fogões, grelhas, etc., representam uma importante fonte de incêndios. A formação de depósito de gorduras e óleos, nas coifas, e dutos, resultado de uma manutenção inadequada e da falta de limpeza periódica, pode se tornar um foco de incêndio ou contribuir como elemento para sua propagação. Faz-se, portanto, necessária a instalação de equipamentos, com eficiência comprovada, que permitam debelar o incêndio em seus estágios iniciais e, ao mesmo tempo, garantir que o êxito inicial de uma extinção não seja comprometido por uma reignição inesperada (COSTA e COSTA, 2009).

Agentes Químicos Extintores

Para extinguirmos o fogo, basta eliminarmos um dos três fatores do triângulo do fogo (calor, combustível ou comburente). Podemos, assim, eliminar o calor por resfriamento e o oxigênio por abafamento.

Geralmente o combate a princípios de incêndio, é feito com extintores portáteis. O grau de proteção que oferecem não equivale ao das instalações fixas e automáticas, mas, se empregado adequadamente, são eficientes em extinguir o fogo em seus momentos iniciais. As variações que os extintores apresentam entre si, prendem-se principalmente, às diferenças entre os gases extintores e ao propelente utilizado.

Principais Agentes de Extinção

* Água: é o agente extintor mais difundido. Pode ser usada a água comum de bica ou misturada a agentes umectantes, cuja finalidade é diminuir a sua tensão superficial, fazendo com que ela penetre mais nos poros dos corpos. Pode ser empregada em jatos compactos, em forma de neblina e em forma de vapor.

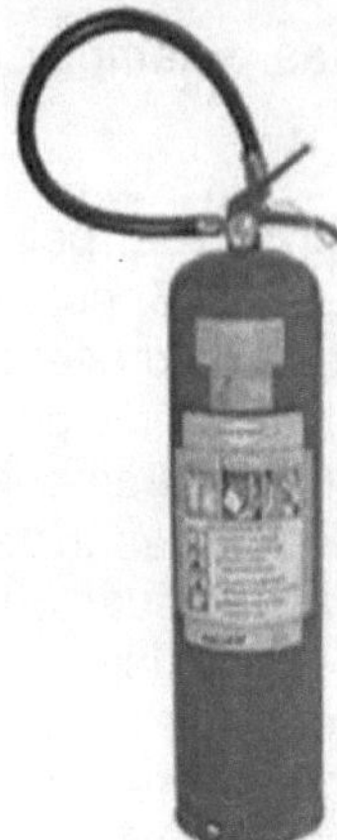

http://www.lmc.ep.usp.br/grupos/gsi/wp-content/PTSII/PTSIII/extintores.html

* Espuma: baseia-se na formação de bolhas com suficiente tensão superficial para abrigar em seu interior dióxido de carbono, formando um lençol sobre o liquido em chamas. Pode ser obtida: por processo químico (sulfato de alumínio + bicarbonato de sódio + água + estabilizador) e por processo mecânico (emulsionamento de agentes químicos na água).

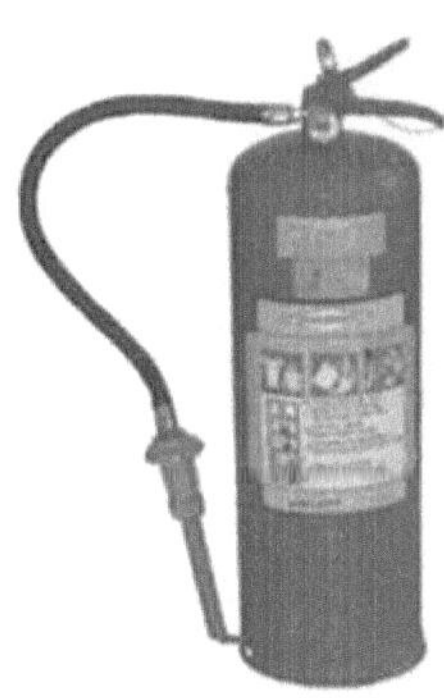

http://www.lmc.ep.usp.br/grupos/gsi/wp-content/PTSII/PTSIII/extintores.html

- Anidrido carbônico (CO2): é cerca de uma vez e meia mais pesado que o ar. Portanto ao ser aplicado sobre o material em chamas, formará uma espécie de campânula gasosa, isolando-o do ar atmosférico.

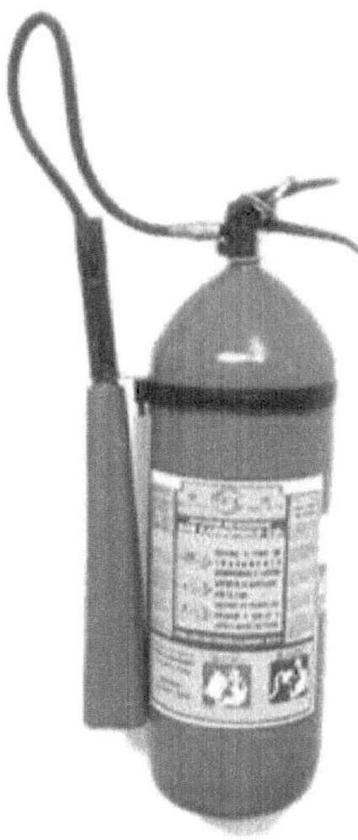

http://www.lmc.ep.usp.br/grupos/gsi/wp-content/PTSII/PTSIII/extintores.html

- Pós químicos: tem como principio ativo, o bicarbonato de sódio ou potássio. Age como o anidrido carbônico.

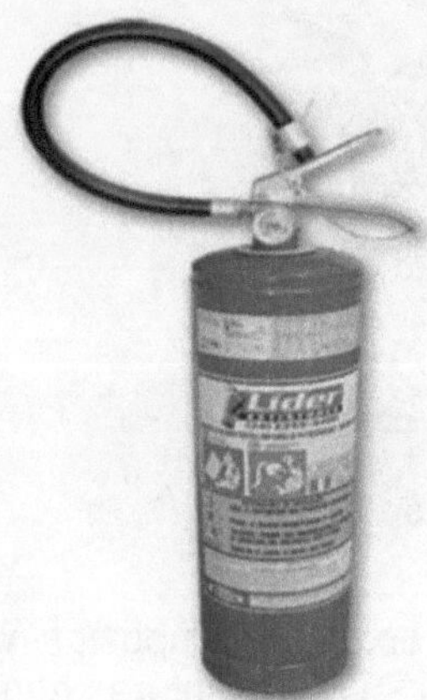

http://liderextintores.com.br/novo/produtos.php?prod=ext_po

- Pós especiais para metais: para extinção de fogo em metais combustíveis, deve-se tomar bastante cuidado, devido a forte reação exotérmica resultante. Para alguns metais usamos o grafite.

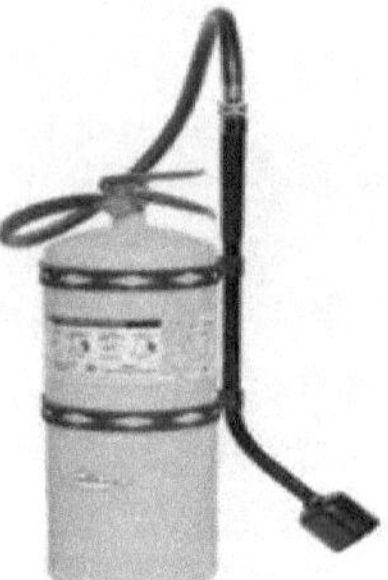

http://extintores.projebengenharia.com.br/loja/extintores-po-abc-12-kg-6-a-30-bc/

- Halon: são derivados halogenados obtidos pela substituição de átomos de hidrogênio de alguns hidrocarbonetos por átomos de Flúor, Cloro, Bromo ou Iodo. Extinguem por inibição das reações em cadeia. São recomendados para incêndios das classes "B" e "C", e são muito usados também em incêndios de equipamentos eletrônicos, por não deixarem resíduos.

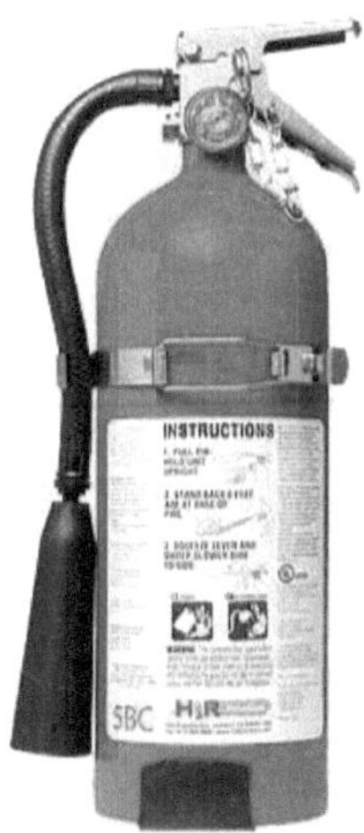

http://www.aeroexpo.online/pt/prod/h3r-aviation/product-184755-40012.html

- Areia: serve não apenas como agente extintor abafante, como também para impedir o escoamento de líquidos derramados.

- Mantas: são utilizadas para apagar incêndios em vestimentas de uma pessoa. É necessário que sejam fabricadas com fibras naturais e não, fibras sintéticas.

- Explosivos: utilizados apenas em casos muito especiais: incêndios em poços de petróleo, por exemplo.

Ao se defrontar com um incêndio, posicione-se da seguinte forma:

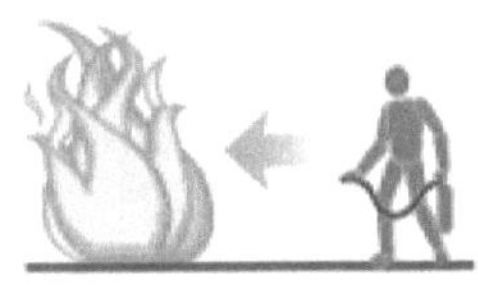

1. Posicione-se no sentido do vento.

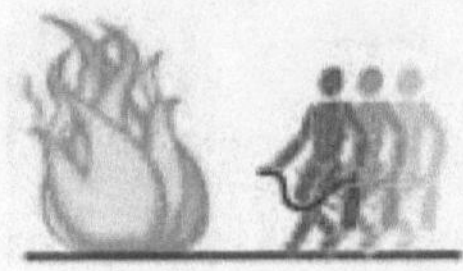

2. Aproxime-se do foco do incêndio cuidadosamente.

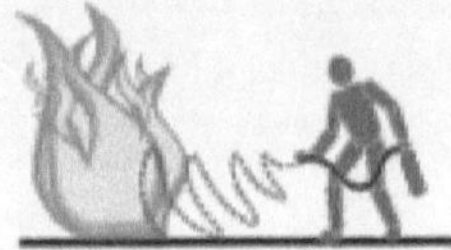

3. Movimente o jato em forma de leque, atacando a base do fogo.

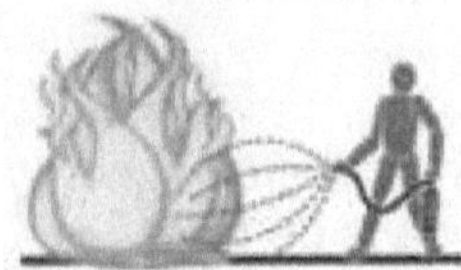

4. No caso de combustível líquido, evite uma pressão muito forte em sua superfície, para não aumentar a área de combustão.

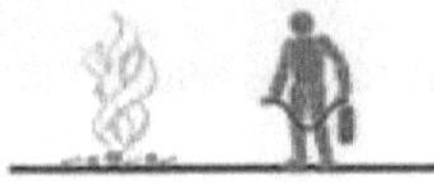

5. Ao final, assegure-se de que não houve reignição.

Fonte: Kidde Brasil
http://contrachama.com.br/bibliotecas_interna.php?cod=11

Alguns cuidados em relação à incêndios

- Desligue a chave geral de eletricidade e fontes de gases;
- Dê o alarme geral;
- Chame o corpo de bombeiros (telefone 193);
- Combata o princípio de incêndio;
- Não use elevadores;
- Se estiver em prédio, tente sempre descer (o fogo e o calor tendem a subir);
- Molhe suas roupas;

- Não se tranque em salas;
- Use um lenço umedecido no nariz para evitar respirar a fumaça;
- Não aquecer líquidos inflamáveis com chama de bico de Bunsen;
- Não conectar vários aparelhos em uma mesma tomada;
- Aparelhos de alto consumo tipo fornos, estufas, chapas aquecedoras exigem fiação especial para suportar a alta amperagem de operação;
- Não armazenar líquidos voláteis inflamáveis em refrigerador doméstico. Havendo necessidade, deve-se adquirir refrigerador à prova de explosão;
- Trabalhos com líquidos inflamáveis voláteis devem ser realizados em capelas com sistema elétrico à prova de explosão;
- O aquecimento de líquidos inflamáveis deve ser feito em banho-maria ou em balões com mantas aquecedoras em perfeito estado de conservação;
- Em salas de recuperação de solventes, nunca se deve usar fogo. Os equipamentos, bem como as tomadas elétricas, devem ser à prova de explosão;
- Colocar avisos nos instrumentos que deverão permanecer ligados.

PARTE 24

ALGUMAS PRECAUÇÕES BÁSICAS DE SEGURANÇA EM RELAÇÃO A AGENTES QUÍMICOS

- Saber o que fazer em caso de emergência;
- Conhecer as características das substâncias em uso na empresa;
- Utilizar os EPIs adequados;
- Evitar levar roupas contaminadas com produtos agressivos para casa;
- Não utilizar vidraria para uso pessoal (beber água em becher);
- Não utilizar equipamentos de laboratório para esquentar refeições, ou estocar produtos de uso pessoal;
- Observar sempre as condições de higiene pessoal;
- Evitar o uso de maquiagem, anéis, pulseiras, entre outros, quando manusear substâncias químicas;
- Lavar bem as mãos no local de trabalho, antes das refeições;
- Evitar comer em locais onde se manuseia produtos químicos;
- Evitar trabalhar sozinho em processos críticos que envolvam substâncias químicas;
- Manter a organização e limpeza em todos os locais onde se manuseia produtos químicos;
- Conhecer os significados dos símbolos;
- Disponibilizar em local visível, telefones do corpo de bombeiros, hospital, delegacia de polícia, e centro de informação toxicológica da região.
- No preparo de soluções, observar os seguintes pontos:

  - Ler, antes, as características da substância que está manuseando;
  - Utilizar, sempre, EPi especifico;
  - A vidraria utilizada no preparo de soluções deve ser de boa qualidade, de preferência de vidro boro-silicato;
  - Usar, sempre, bastão com proteção de borracha, teflon ou plástico, para evitar trincar o vidro;
  - Não usar vidraria que esteja trincada, lascada ou corroída;
  - Nunca aspirar substâncias químicas pela boca. Usar peras de borracha ou pipetadores automáticos;
  - Nunca despejar água em ácido.

- Não planejar atividade que implique em trabalho solitário no laboratório;
- Prever um programa mínimo de treinamento em segurança química para funcionários novos, bem como reciclagens periódicas para todos;
- Manter no laboratório as Fichas de Informações de Segurança de Produtos Químicos (FISPQs) em português e com fácil acesso a todos;
- Incluir nos POPs analíticos, os riscos pertinentes;
- Adquirir e disponibilizar literatura sobre segurança e higiene do trabalho;
- Elaborar procedimentos escritos de primeiros socorros, que deverão ser de forma clara e direta;
- Relacionar telefones de emergência, que deverão estar visíveis em locais de trânsito;
- Conhecer as saídas de emergência.

Certifique-se da localização das saídas de emergência

> OBS: Evite lavar as mãos com gasolina, querosene, thinner e águaraz. Embora comum em muitas atividades industriais e de serviços, é uma prática totalmente desaconselhável, em função dos riscos agregados.

IMPORTANTE

Em todas as operações onde são utilizadas substâncias químicas, deve-se fazer uso de Procedimentos Operacionais Padronizados – POPs, que além da descrição das seqüências de operações que devem ser realizadas, deve conter as devidas medidas de prevenção e emergências. É uma boa prática de qualidade.

PARTE 25

RECOMENDAÇÕES GERAIS

Pergunte a si mesmo:

- É possível substituir um produto por outro menos perigoso?
- Qual a menor quantidade necessária para o experimento?
- O laboratório está preparado para alguma emergência?
- Os profissionais estão preparados para manusear o produto?
- Existem EPIs adequados?
- Como o produto deve ser estocado?
- Os produtos que serão usados estão certificados pelo controle de qualidade?
- Os produtos estão dentro do prazo de validade?
- Como devem ser descartados os resíduos?
- Deve ser feito algum tratamento prévio?
- Qual o destino final desses resíduos?
- A instituição faz visitas a esse local?
- Os almoxarifados estão organizados de forma adequada?
- Existe área específica para inflamáveis?
- Existem produtos estocados em geladeiras ou freezer?
- Existe manual de compras de produtos químicos?
- Todos os insumos da instituição estão catalogados?
- As especificações estão corretas?
- Nós exigimos o certificado de qualidade dos fornecedores?
- Existe padronização na rotulagem de soluções?
- Existem processos de validação em prática?
- A documentação está organizada de forma adequada? É possível rastrear a documentação, ou o lote de algum produto?
- Existem processos de educação em biossegurança (não apenas segurança química), em prática?

PARTE 26

Sinalização de Segurança – NR-26 (Alguns exemplos)

Sinalização de Emergência – retangular, verde com detalhes em branco

Saída de Emergência à Esquerda

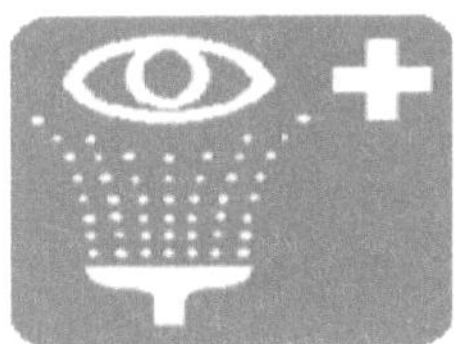

Lava-Olhos

Sinalização de Atenção – triangular ou retangular, amarelo com detalhes em preto

Choque

Substâncias Corrosivas

Sinalização de Obrigatoriedade – redondo, azul com detalhes em branco

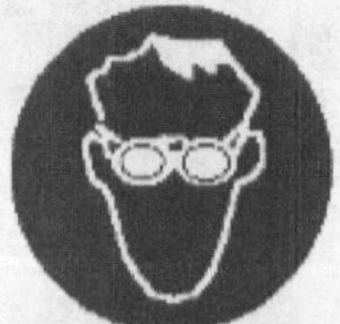

Proteção Obrigatória dos Olhos

Obrigatório Lavar as Mãos

Sinalização de Proibição – redondo, vermelho com tarja diagonal vermelha e detalhes em branco

Proibido Fumar

Proibido Comer

Sinalização de Prevenção e Combate à Incêndios – formato variado, cor vermelha com detalhes em branco

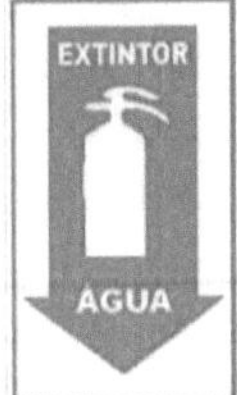

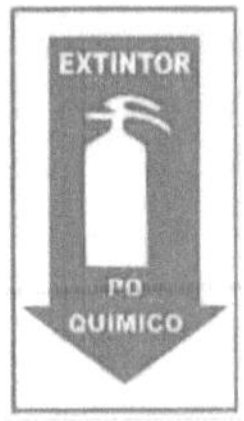

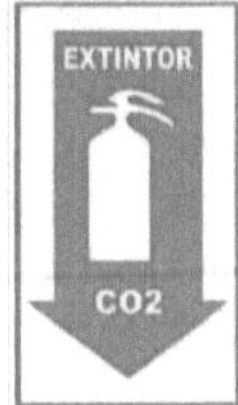

Cores nas Tubulações

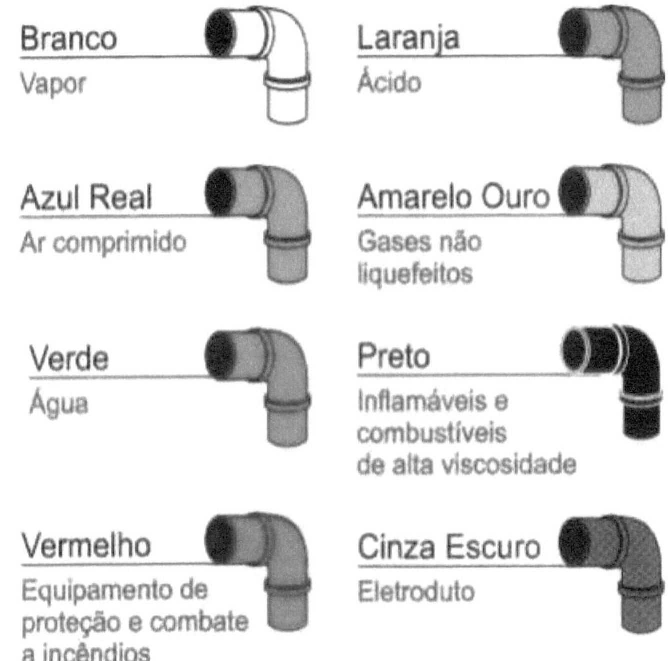

Atenção

Para maiores informações ver:

http://www.normaslegais.com.br/legislacao/trabalhista/nr/nr26.htm

FINALIZANDO

Nas categorias profissionais onde durante a própria formação, a questão da segurança química é enfocada, porém, não amplamente discutida, tais como nos cursos de medicina, veterinária, enfermagem, biologia, e odontologia, entre outras, e cursos técnicos inerentes a essas atividades, um bom programa de educação em serviço, rotineiro, que inclua tópicos de segurança química e de procedimentos de qualidade, é indicado para assegurar a conscientização sobre essa questão.

Em ambientes industriais, que manipulam substâncias químicas, também é importante um sistema de vigilância constante, aliados a programas educativos de atualização e de reciclagem, envolvendo os tópicos característicos sobre segurança química.

Enfim, cabe lembrar que muitas das informações, orientações e recomendações descritas, devem ser analisadas no contexto da realidade local de cada instituição, e nesse sentido a lógica e o bom senso são fatores essenciais.

Os Autores

REFERÊNCIAS BIBLIOGRÁFICAS

ABIQUIM (Associação Brasileira da Indústria Química). *O QUE É O GHS ? Sistema Harmonizado Globalmente para a Classificação e Rotulagem de Produtos Químicos.* São Paulo: ABIQUIM/DETEC, 2005.

ABNT / NBR 17505. *Armazenamento de Líquidos Inflamáveis e Combustíveis.* ABNT, 2006.

ACC (American Chemistry Counsil). *Working with modern hydrocarbon and oxigenated solvents: a guide to flammability.* USA: SIGM, 2008.

ANVISA. *Resolução Colegiada Nº70 – Dispõe sobre a notificação de gases medicinais.* Brasília, 2008.

ANVISA. *Resolução Colegiada Nº 222 - Dispõe sobre o regulamento técnico para o gerenciamento de resíduos de serviços de saúde.* Brasília, 2018.

ANVISA. *Resolução Colegiada Nº 220 – Dispõe sobre o* funcionamento dos Serviços de Terapia Antineoplásica. Brasília, 2004.

APLIQUIM. *Mercúrio.* Disponível em: www.apliquim.com.br> acesso em agosto de 2003.

ARAÚJO, J.S. *Almoxarifados: administração e organização.* São Paulo: Ed. Atlas, 1987.

ARCURI, A.S.A. *O Avanço Tecnológico da Nanotecnologia e Suas Consequências.* Fundacentro: São Paulo, 2012.

ARCURI, A.S.A. *Substâncias Peroxidáveis.* São Paulo: Fundacentro, 1999.

BONASSA, E. M. A.; SANTANA, T. R. *Enfermagem em terapêutica oncológica.* 3. Edição. Rio de Janeiro: Ed. Atheneu, 2005.
BULHÕES, I. *Riscos do trabalho de enfermagem.* Rio de Janeiro, s.d., 1998.

CARDILLO, P.; TICOZZI, C. *Aspetti di securezza connessi con le sostanze perossidabile.* La Chimica i La Industria, 1987, 69 (12): 56 – 60.

CARDOSO, C.D. Resíduos Químicos: impactos na saúde e no meio ambiente. *V Semana Acadêmica da Química* / UFPEL. RS, 2009.

CARVALHO, P.R. *Boas Práticas Químicas em Biossegurança*. Rio de Janeiro: Ed. Interciência, 1999.

CARVALHO, P.R.; COSTA, M.A.F. Segurança Química: entre a experiência e a vivência sem limites. In: TEIXEIRA, P.; VALLE, S. *Biossegurança: uma abordagem multidisciplinar*. 2. Edição. Rio de Janeiro: Ed. Fiocruz, 2010.

CARVALHO, C.M.R.S; MADEIRA, M.Z.A.; TAPETY, F.I.; ALVES, E.L.M.; MARTINS, M.C.C.; BRITO, J.N.P.O. Aspectos de biossegurança relacionados ao uso do jaleco pelos profissionais de saúde: uma revisão da literatura. *Texto Contexto Enferm*, Florianópolis, 2009, 18(2): 355-60.

CCOHS (Canadian Centre for Occupational Health and Safety). *How Do I Work Safely with Compressed Gases?* Canada, 2008. Disponível em: http://www.ccohs.ca/oshanswers/prevention/comp_gas.html#_15> acesso em dezembro de 2010.

COSTA, M.A.F. *Qualidade em Biossegurança*. Rio de Janeiro: Ed. Qualitymark, 2000.

COSTA, M.A.F. *Biossegurança: segurança química básica em biotecnologia e ambientes hospitalares*. São Paulo: Ed. Santos, 1996.

COSTA, M.A.F.; COSTA, M.F.B. *Entendendo a Biossegurança*. 4. Edição. Rio de Janeiro: Amazon, 2019.

COSTA, M.A.F.; COSTA, M.F.B.. Biossegurança, perigos e riscos: reflexões conceituais. *Revista Científica Multidisciplinar Núcleo do Conhecimento*. Ano 03, Ed. 08, v.10, p. 53-71, 2018.

COSTA, M.A.F.; COSTA, M.F.B. *Biossegurança de A Z*. 2. Edição. Rio de Janeiro: Ed. Publit, 2009.

COSTA, M.A.F.; COSTA, M.F.B. *Segurança e Saúde no Trabalho: cidadania, competitividade e produtividade*. Rio de Janeiro: Ed. Qualitymark, 2005.

COSTA, M. A. F.; COSTA, M.F.B. Chemical Substances: an analysis of risks marked by complexity. In: *II Congreso Internacional de Tecnoética*, 2002, Barcelona. Anais do II CIT, 2002.

COSTA, M.A.F.; COSTA, M.F.B.; MELO, N.S.F.O. *Biossegurança: ambientes hospitalares e odontológico*s. São Paulo: Ed. Santos, 2000.

COSTA, M A F ; COSTA, M.F.B.; ROZA, M.R.; GAMA FILHO, J.B. Princípios de Biossegurança para a Odontologia de Pequenos Animais. In: ROZA, M.R. (Org.). *Odontologia em Pequenos Animais*. Rio de Janeiro: Ed. LF Livros de Veterinária, 2004.

COSTA, T.F.; FELLI, V.E.A. Exposição dos trabalhadores de enfermagem às cargas químicas em um hospital público universitário da cidade de São Paulo. *Revista Latino Americana de Enfermagem*, Ribeirão Preto, 2005, 13(4).

CVE (Centro de Vigilância Sanitária – SP). *Chumbo*. Disponível em: http://www.cve.saude.sp.gov.br/htm/chumbo.htm> acesso em 2003.

ELLERO, S.M.; LEPERA, J.S. Riscos à Saúde no trabalho dos técnicos de laboratório de prótese dentária. *Revista de Odontologia da UNESP*, 2008, 37 (2) 133-139.

FERNÍCULA, A.G.G. *Noções básicas de toxicologia aplicadas às emergências químicas*. CEPIS / OPAS / OMS. Washington, D.C. 20037, EUA. Disponível em: http://www.bvsde.ops-oms.org/tutorial1/p/sala.html> acesso em novembro de 2010

FILHO, A.F.V. *Segurança em Laboratório Químico*. Campinas: CRQ / SP, 2008.

FREUDENTHAL, R.I.; FREUDENTHAL, S.L. *What you need to know to live with chemicals*. Hill and Garnett Publishing, 1989.

GOES, R.C. *Manual de toxicologia do refino de petróleo*. Rio de Janeiro: Petrobrás, 1991.

HIRATA, M.H.; FILHO, J.M. *Manual de biossegurança*. São Paulo: Manole, 2002.

IUPAC / IPCS (International Union of Pure and Applied Chemistry / International Programme on Chemical Safety). *Chemical Safety Matters*. Cambridge University Press, 1992.

LACEN/SC. *Manual de Biossegurança*. Florianópolis, 2000. Disponível em: http://lacen.saude.sc.gov.br/arquivos/MBS01.pdf> acesso em novembro de 2011.

LAZZERI, T. *Agrotóxicos: Brasil libera quantidade até 5 mil vezes maior do que Europa*. ReporterBrasil, 2017. Disponível em: https://reporterbrasil.org.br/2017/11/agrotoxicos-alimentos-brasil-estudo/ > acesso em fevereiro de 2019.

LUXON, S.G. - *Hazards in the Chemical Laboratory*. Royal Society of Chemistry, 5th ed., 1992.

MARCHI, M.R.R.; FONSECA, J.C.L.; PERAZOLLI, L. *Manual de Segurança em Laboratórios*. São Paulo: UNESP / IQ, 2008.

MDICE (Ministério do Desenvolvimento, Indústria e Comércio Exterior). *Grupo de trabalho para implementação do sistema globalmente harmonizado de classificação e rotulagem de produtos químicos - GT-GHS-Brasil*. Termo de Referência, Brasília, 08 de abril de 2009.

MIGUEL, M.A.L. *Evidência do jaleco como difusor de microorganismos patogênicos*. Publicado em junho de 2007. Pesquisa em desenvolvimento na UFRJ. Disponível em: http://www.ufrj.br/detalha_noticia.php?codnoticia=3707> acesso em janeiro de 2011.

MOTA, P.R.M. Ansiedade e medo no trabalho: a percepção do risco nas decisões administrativas. *VII Congreso Internacional del CLAD sobre la Reforma del Estado y de la Administración Pública*, Lisboa, Portugal, 8-11, Oct. 2002.

NSC (National Safety Council). *Recognition and Handling of Peroxidizable Compounds*. Data Sheet 655; Chicago, 1987.

NFPA 497. *Recomended practice for the classification of flammable liquids, gases, or vapour and of hazards (classified) locations for electrical installations in chemical process areas*. USA: 2008.

NUTES. *Fundamentos de Toxicologia* – módulo 3. UFRJ. Disponível em: http://ltc.nutes.ufrj.br/toxicologia/mIII.fase1.htm> acesso em janeiro de 2011

PLANITOX. *Estudo comparativo das legislações nacionais e internacionais para o transporte de produtos perigosos*. Disponível em:

http://www.planitox.com.br/publicacoes/05/04.asp, acesso em abril de 2009.

QUINTANA, C. *Conceptos Asociados al Riesgo Industrial.* Chile: CEE, 2001.

ROZA, M.R.; GAMA FILHO, J.B.; COSTA, M.A.F. *Biossegurança em Ambientes Hospitalares Veterinários.* Rio de Janeiro: Ed. Interciência, 2003.

ROZA, M.R.; COSTA, M.A.F.; COSTA, M.F.B. GAMA FILHO, J.B.; OLIVEIRA, A.L.A. Biossegurança aplicada aos serviços de odontologia veterinária. *MEDVEP - Revista Científica de Medicina Veterinária Pequenos Animais e Animais de Estimação*, 2010; 8:293-296.

SEBASTIÃO, C.R. *Calderaria: procedimentos de segurança e higiene do trabalho.* Espírito Santo: SENAI / CST, 1996.

SHATKIN, J.A. *Nanotechnology: Health and Environmental Risks.* Nova Iorque: CRC Press – Taylor and Francis Group, 2008.

SILVA, L.F.; REIS, P.E.D. Avaliação do Conhecimento da Equipe de Enfermagem sobre Riscos Ocupacionais na Administração de Quimioterápicos. *Revista Brasileira de Cancerologia*, 2010; 56(3): 311-320.

TRIVELATO, G.C. *Segurança química e sistemas de classificação de substâncias químicas.* Disponível em: http://www2.desenvolvimento.gov.br, *acesso em dezembro de 2008.*

UnB. *Noções de Toxicologia.* Aula em *power-point* do Laboratório de Química Orgânica. Brasília, 2009.

UFRJ. *Corpo Humano.* NCE, 2002. Disponível em: http://intervox.nce.ufrj.br/~pavesi/curiosidades/corpo.htm#pele> acesso em janeiro de 2011..

UFV. *Incompatibilidades de reagentes e resíduos.* Viçosa, 2007. Disponível em: http://www.drh.ufv.br/docs/gestao_residuos/incompatibilidade_qumica.pdf> acesso em janeiro de 2011.

VALLE, S.; BARREIRA, Y. *Biossegurança - engenharia genética: Legislação Brasileira.* Rio de Janeiro: Ed. Publit, 2007.

XELEGATI, R.; ROBAZZI, M. L. C. C. Riscos químicos a que estão submetidos os trabalhadores de enfermagem: uma revisão de literatura. *Revista Latino-Americana de Enfermagem*, 2003; 11(3): 350-356.

YUNES, M.A.M.; SZYMANSKI, H. Resiliência: noção, conceitos afins e considerações críticas. Em: Tavares J. (Org.) *Resiliência e Educação*, 2001, São Paulo: Cortez.

ABNT NBR 7500:2005 - possibilita maior clareza a simbologia para identificação de transporte terrestre, facilitando a atuação das empresas do setor e dos organismos fiscalizadores.

ABNT NBR 7501:2005 - estabelece a terminologia aplicada no transporte terrestre de produtos perigosos.

ABNT NBR 7503:2005- assinala as exigências necessárias para o preenchimento da ficha de emergência e do envelope para o transporte terrestre de produtos perigosos.

ABNT NBR 9735:2005 - estabelece o conjunto mínimo de equipamentos para emergências no transporte terrestre de produtos perigosos.

ABNT NBR 13221:2005 - institui as condições para o transporte terrestre de resíduos, de modo a evitar danos ao meio ambiente e a proteger a saúde pública.

ABNT NBR 14619:2005 - fixa os critérios de incompatibilidade química a serem considerados no transporte terrestre de produtos perigosos.

OUTROS LIVROS DOS AUTORES

IMPRESSOS

COSTA, M.A.F.; COSTA, M.F.B. *Entendendo a Biossegurança*. 4. Edição. USA: Amazon, 2019.

COSTA, M.A.F.; COSTA, M.F.B. *Biossegurança de A a Z*. 3. Edição. USA: Amazon, 2019.

COSTA, M.A.F.; COSTA, M.F.B. *Metodologia da Pesquisas: perguntas e respostas*. USA: Amazon, 2019.

COSTA, M.A.F.; COSTA, M.F.B. *Metodologia da Pesquisa: abordagens qualitativas*. USA: Amazon, 2019.

COSTA, M.A.F.; COSTA, M.F.B. *Projeto de Pesquisa: entenda e faça*. 6. Edição. Rio de Janeiro: Vozes, 2018.

COSTA, M.A.F.; COSTA, M.F.B. *Segurança Química: para áreas da saúde, ensino e indústrias*: Rio de Janeiro: Ed. Publit, 2011. Apoio do CNPq.

COSTA, M.A.F.; COSTA, M.F.B. *Entendendo a Biossegurança: epistemologia e competências para a área de saúde*: 2. Edição. Rio de Janeiro: Ed. Publit, 2010. Apoio do CNPq.

MENDOZA, G.G.; ROZA, M.R.; COSTA, M.A.F. *Odontología*. Centro de Estudios Avanzados em Medicina Veterinaria. México: Ed. CEAMVET, 2010.

COSTA, M.A.F.; COSTA, M.F.B. *Metodologia da Pesquisa: conceitos e técnicas*. 2. Edição. Rio de Janeiro: Ed. Interciência, 2009.

COSTA, M.A.F.; COSTA, M.F.B. (Orgs.). Biossegurança de OGM: uma visão integrada. V.1. Rio de Janeiro: Ed. Publit, 2009. Apoio do CNPq.

COSTA, M.A.F.; COSTA, M.F.B. (Orgs*.). Biossegurança Geral: para cursos técnicos da área de saúde*. Rio de Janeiro: Ed. Publit, 2009. Apoio do CNPq.

COSTA, M.A.F.; COSTA, M.F.B. *Biossegurança de A Z*. 2. Edição. Rio de Janeiro: Ed. Publit, 2009. Apoio do CNPq.

COSTA, M.A.F.; COSTA, M.F.B. *Entendendo a Biossegurança: epistemologia e competências para a área de saúde*: Rio de Janeiro: Ed. Publit, 2006. Apoio do CNPq.

COSTA, M.A.F.; COSTA, M.F.B. *Segurança e Saúde no Trabalho: cidadania, competitividade e produtividade*. Rio de Janeiro: Ed. Qualitymark, 2005.

COSTA, M.A.F.; COSTA, M.F.B. *Biossegurança de A Z*. Rio de Janeiro: Ed. PapelVirtual, 2003. Apoio do CNPq.

ROZA, M.R.; GAMA FILHO, J.B.; COSTA, M.A.F. *Biossegurança em Ambientes Hospitalares Veterinários*. Rio de Janeiro: Ed. Interciência, 2003.

COSTA, M.F.B.; COSTA, M.A.F (Orgs.). *Biossegurança de OGM: saúde humana e ambiental*. Rio de Janeiro: Ed. Papel Virtual, 2003. Apoio do CNPq.

COSTA, M.A.F.; COSTA, M.F.B. *Metodologia da Pesquisa: conceitos e técnicas*. Rio de Janeiro: Ed. Interciência, 2001.

COSTA, M.A.F.; COSTA, M.F.B.; MELO, N.S.O. *Biossegurança: ambientes hospitalares e odontológicos*. São Paulo: Ed. Santos, 2000.

COSTA, M.A.F. *Qualidade em Biossegurança*. Rio de Janeiro: Ed. Qualitymark, 2000.

EMERICK, M.C.; VALLE, S.; COSTA, M.A.F. (Orgs.). *Gestão Biotecnológica: alguns tópicos*. Rio de Janeiro: Ed. Interciência, 1999. Apoio do CNPq.

COSTA, M.A.F. *Biossegurança: segurança química básica para ambientes hospitalares e biotecnológicos*. São Paulo: Ed. Santos, 1996.

ELETRÔNICOS – E-BOOKs
(Disponíveis em www.amazon.com.br)

Entendendo a Biossegurança
Linguagens da Biossegurança
Riscologia Química
Metodologia da Pesquisa: perguntas e respostas
Elaboração de Textos Científicos: um guia prático
Metodologia da Pesquisa: abordagens qualitativas

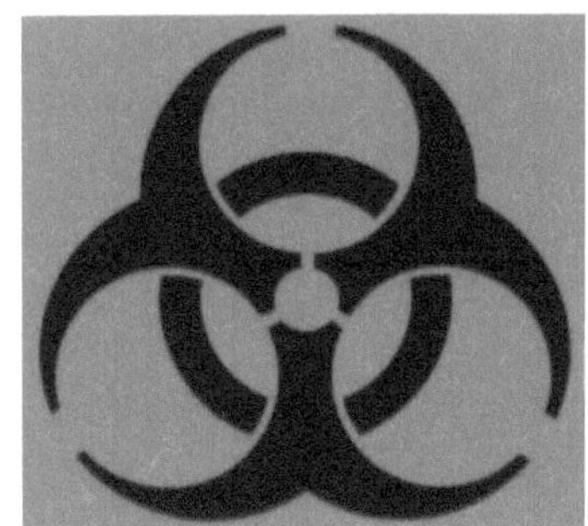